Andreas Nieswandt
Klaus Kleiber

Heile deine Augen

Bewährte Methoden der Naturheilkunde bei Augenkrankheiten und Sehstörungen

Wichtiger Hinweis:

Die Anleitungen, Informationen und Empfehlungen in diesem Buch sind sorgfälig geprüft und recherchiert worden. Sie beruhen auf den heilpraktischen Erfahrungen der Autoren. Dennoch kann keine Garantie für die Richtigkeit des Inhalts übernommen werden, da sich das medizinische Wissen ständig erweitert und unterschiedliche Auffassungen in Fachkreisen bestehen. Die Meinungen der Autoren weichen teilweise von den in den Universitäten vermittelten Lehrmeinungen ab, werden aber von vielen ganzheitlichen Therapeuten ebenfalls beobachtet. Im Zweifel und bei Erkrankungen sollten Sie immer kompetenten ärztlichen Rat einholen, den dieser Ratgeber nicht ersetzen kann. Autoren und Verlag übernehmen keine Haftung für eventuelle Nachteile oder Schäden, die aus der Anwendung der in diesem Buch beschriebenen Methoden und praktischen Hinweise erwachsen sollten.

© verlagM, Birgit Zart und Heike Wischer, Tremmen August 2008
Alle Rechte vorbehalten

Lektorat: Vera Baschlakow
Umschlaggestaltung, Herstellung, Satz: Gisela Haase, haase.net
Verlagsservice: Equinox.Print, Wiesloch
Druck und Bindung: Východoslovenské tlačiarne JSC, Košice
Printed in Slovakia

ISBN 13: 978-3-9811742-1-2

Bildnachweis:
© Gisela Haase, haase.net

Inhalt

EINLEITUNG

Sie halten ein einzigartiges naturheilkundliches Selbsthilfe-Buch zum Thema Augen-Krankheiten und Seh-Störungen in Ihren Händen. Nie zuvor wurden Erfahrungen und Erkenntnisse aus der Ganzheits-Medizin bei Augen-Störungen und -krankheiten so ausführlich unter allen Aspekten behandelt. Es ist uns ein großes Anliegen, dass Betroffene, aber auch Therapeuten von diesem Wissens-Schatz profitieren können.

Der vorliegende Ratgeber ist aus dem Bedürfnis unserer Patienten entstanden, bei schweren Augen-Leiden selbst die Initiative ergreifen zu können, um die Sehkraft zu erhalten oder zu verbessern. Aber wir möchten Ihnen mit diesem Ratgeber auch zeigen, dass Sie bei harmloseren Beschwerden wie Bindehaut-Entzündung oder Augen-Flimmern nicht gleich Angst haben müssen, Ihr Augen-Licht zu verlieren, sondern sich einfach und effektiv selbst helfen können.

Sie, liebe Leserin und lieber Leser, müssen aber nicht über medizinische Vorkenntnisse verfügen, um dieses Buch zu verstehen und Nutzen aus ihm zu ziehen. Die Fach-Begriffe werden in den jeweiligen Kapiteln direkt erläutert oder zum Teil durch deutsches Wortgut ersetzt. Viele Worte werden in einer neuen Schreibweise wieder-

gegeben. Diese soll dem medizinischen Laien und Betroffenen die Lektüre auch optisch erleichtern. So schreiben wir das Wort Makuladegeneration beispielsweise im Folgenden Makula-Degeneration.

Unser Buch ist so konzipiert, dass Sie einzelne Kapitel überschlagen und direkt zu dem Thema übergehen können, das für Sie von besonderem Interesse ist. Allgemeine Ratschläge finden Sie jeweils in den einzelnen Kapiteln zu den verschiedenen Seh-Störungen. Im Anhang können Sie sich anhand einer umfassenden Tabelle über naturheilkundliche Medikamente oder Nahrungs-Ergänzungs-Mittel sowie Übungen zur Stärkung Ihrer Augen informieren, die sich in unserer Praxis bewährt haben. Diese Listen sollen allerdings nicht den Besuch bei Ihrem Augen-Arzt ersetzen. Sie sind eine Anleitung zur unterstützenden Selbst-Behandlung in Ihrer naturheilkundlichen Augen-Therapie.

Dabei möchten wir Ihnen folgenden Ratschlag besonders ans Herz legen: Eine Besserung Ihrer Beschwerden hängt davon ab, wie konsequent Sie handeln. Wollen Sie beispielsweise Ihre Alters-Weitsichtigkeit verbessern, so ist dies nicht innerhalb eines einmaligen Trainings von fünf Minuten getan. Bitte resignieren Sie aber nicht, wenn sich der Erfolg nicht sofort einstellt, sondern üben Sie geduldig weiter. Jede Seh-Störung braucht ihre eigene Pflege und ihre eigene Zeit.

Wir möchten Sie an dieser Stelle darauf hinweisen, dass es sich in diesem Buch in keinem Fall um Werbung für unsere Naturheilpraxen oder für Hersteller oder Medikamente handelt.

Wir wünschen Ihnen von Herzen viel Gesundheit und Erfolg, und wir würden uns freuen, wenn Sie uns Ihre Erfahrungen mit diesem Programm mitteilten.

Herzlichst
Ihre

Andreas Nieswandt	Klaus Kleiber
Heilpraktiker	Heilpraktiker

Aufbau und Funktion des Auges

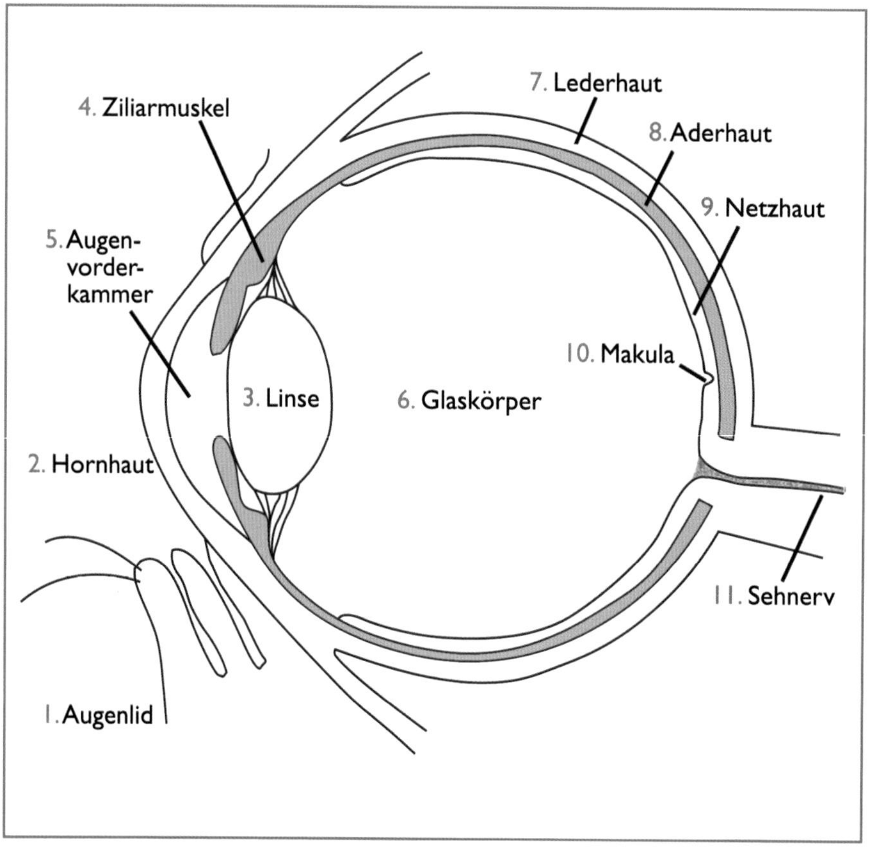

Das Auge ist aus verschiedenen Geweben mit speziellen Funktionen aufgebaut. Wenn einzelne dieser Gewebe gestört sind, kommt es zu Erkrankungen. Wir wollen zum besseren Verständnis des Buches den Aufbau des Auges in einfachen Worten darstellen. Es werden dabei ein paar

Hinweise zu den Seh-Störungen gegeben, die wir Ihnen in diesem Buch darstellen.
Betrachten wir im Folgenden das Auge anatomisch:

Das Auge ist eingebettet in Fett-Gewebe in der so genannten Augen-Höhle (Orbita). Diese wird von verschiedenen Knochen des Schädels gebildet. Entzündungen im Bereich der Knochen-Höhlen können daher auch zu Problemen im Bereich der Augen führen, wie beispielsweise Augenschmerzen infolge einer Nasennebenhöhlen-Entzündung.

1. Die Augenlider dienen dem Schutz des Auges. Sie helfen, das Auge mit einem Lidschlag zu befeuchten und sind somit eine wertvolle Hilfe, das Auge von Verunreinigungen zu befreien. Es gibt verschiedene Formen von Entzündungen im Bereich der Augenlider, die teilweise Schmerzen im Augenbereich erzeugen können (Lidrand-Entzündung, Gersten-Korn und Ähnliches). Schmutz, Bakterien und Chemikalien können Auslöser solcher Entzündungen sein. So können Kontakt-Linsen die Reinigungs-Funktion des Auges stark behindern und dazu beitragen, dass sich die Augenlider entzünden.

2. Die Hornhaut hat einen sehr empfindlichen Stoffwechsel. Dieser kann durch Laser-Operationen zur Korrektur von Fehl-Sichtigkeit, aber auch durch Kontakt-Linsen und Infektionen beeinflusst werden. Daraus können Hornhaut-Entzündungen bis hin zu Geschwüren entstehen, die schlimmstenfalls operiert werden müssen (Hornhaut-Transplantation).

3. Die Linse ist durchsichtig und besteht zu 65 Prozent aus Wasser. Sie bündelt einfallende Lichtstrahlen auf die Netzhaut. Die weitest verbreitete Störung der Linse ist der Graue Star (Katarakt), bei dem sich die Linse eintrübt. Die Naturheilkunde bietet viele Ansätze, um den Grauen Star zu verbessern.

4. Ziliar-Muskeln bewirken die Fokussierung der Linse auf die betrachteten Gegenstände.

5. Die Augen-Vorderkammer liegt zwischen Hornhaut und Linse und ist mit Kammer-Wasser gefüllt. Bei Störungen des Abflusses des Kammer-Wassers kann der Augen-Innendruck ansteigen (Glaukom, Grüner Star).

6. Der Glaskörper ist eine gallertartige Flüssigkeit im Augapfel zwischen Linse und Netzhaut. Er besteht überwiegend aus Wasser.

7. Die Lederhaut bildet die äußere Hülle des Auges. Im vorderen Augenabschnitt bildet sie die so genannte Bindehaut, das Weiße im Auge.

8. Die Aderhaut (Chorioidea) ist reich an Gefäßen und Nerven. Sie dient der Versorgung und Innervierung des Augapfels.

9. Die Netzhaut ist aus spezialisierten Zellen gebildet. Sie gibt die Licht-Impulse über spezielle Nervenbahnen des Sehnervs zum Gehirn weiter.

10. Die Makula ist der Punkt des schärfsten Sehens. Hiermit können Sie lesen, Gesichter erkennen und Farben unterscheiden. Diese Stelle kann erkranken beispielsweise – als Makula-Degeneration. Im Verlauf dieser Erkrankung geht die Fähigkeit des scharfen Sehens verloren.

11. Der Sehnerv leitet die Impulse der Netzhaut gebündelt zum Gehirn weiter. Ist er erkrankt, wird die Weiterleitung gestört und der Patient droht zu erblinden.

I. Teil: Seh-Störungen

Kurzsichtigkeit (Myopie)

Kurzsichtigkeit oder Myopie ist die Seh-Störung, die in der westlichen Welt am verbreitetsten ist. Sie beeinträchtigt bereits das Leben jedes zweiten Menschen. Anfangs sieht man die Dinge der näheren Umgebung noch ziemlich klar, während die entfernteren Objekte verschwommen wirken.

Zu Beginn kann die Kurzsichtigkeit noch gut ausgeglichen werden. Man blinzelt hin und wieder mal oder kneift die Augen zusammen, um so besser zu sehen. Da die organische Veränderung jedoch voranschreitet, benötigen wir dann eines Tages eine Brille. Das Tragen der Brille lässt die Myopie oftmals noch schneller voranschreiten. Man benötigt immer stärkere Gläser und trägt die Brille schließlich auch bei Aktivitäten, bei denen wir diese normalerweise nicht brauchen.

1866 veröffentlichte der deutsche Augen-Arzt Dr. Hermann Cohn eine Studie, die er an zehntausend Kindern in Breslauer Schulen durchführte. Dabei kam er zu folgendem Ergebnis: Der falsche Gebrauch der Augen durch ständige Fixierung im Nah-Bereich wie beispielsweise beim Lesen

verursacht die Kurzsichtigkeit durch längere Anspannung, die wiederum zu einer Verlängerung des Augapfels führt. Ultraschall-Untersuchungen haben heute zweifelsfrei gezeigt, dass die Augäpfel bei hochgradiger Kurzsichtigkeit verlängert sind.

Wir können bei der Entwicklung der Kurzsichtigkeit zwei Kategorien unterscheiden: Die funktionale und die strukturelle Kurzsichtigkeit.

Die funktionale Kurzsichtigkeit entsteht, wenn die Augen zu stark im Nah-Bereich unter einem halben Meter beansprucht werden, zum Beispiel durch intensives Lesen oder das Arbeiten am Computer-Bildschirm. Dies erklärt auch, warum die Myopie meist im Schul-Alter beginnt. Die Fokussierung im Nah-Bereich spannt die schrägen Augen-Muskeln zu stark an. Unser Auge wird dabei ungewollt darauf trainiert, nur Objekte im Nah-Bereich wahrzunehmen, wobei der Fern-Bereich vernachlässigt wird. Aus diesem Grunde ist die funktionale Kurzsichtigkeit auch sehr gut mit Augen-Übungen zu behandeln.

Der Augen-Arzt Dr. Bates vertrat die Ansicht, dass Kurzsichtigkeit durch mentalen Stress verursacht wird. Eine taiwanesische Studie zeigte einen überproportionalen Anstieg der Myopie abhängig vom Bildungs-Niveau. So betrug die Kurzsichtigkeits-Rate der Grundschul-Kinder 28

Prozent, bei Mittel-Schülern circa 70 Prozent, bei Gymnasiasten durchschnittlich 85 Prozent und bei Medizin-Studenten bereits 90,5 Prozent!

Laut Studien verfügen in Europa tatsächlich 98 Prozent aller Fünf- bis Sechsjährigen über ein sehr gutes Seh-Vermögen. Zu Beginn unseres Lebens ist es also noch gut. Doch bereits 20 bis 25 Prozent der Fünfzehnjährigen sind kurzsichtig. Was geschieht also während der ersten Schuljahre?

Es hat sich gezeigt, dass häufig Schul-Schwierigkeiten der Grund für Seh-Probleme bei Kindern sind. Als Eltern sollten Sie bei ersten Anzeichen von Seh-Problemen darauf achten, Ihrem Kind psychologische Hilfestellung zu geben und es auch durch Augen-Training zu unterstützen. Entsprechende Augen-Übungen finden Sie im Anhang dieses Buches.

Wenn Ihr Kind kurzsichtig ist, hat es möglicherweise Probleme in der Schule

Die Theorie der strukturellen Kurzsichtigkeit geht von einer genetischen Veranlagung für die Verlängerung des Augapfels aus. Einige Forscher weisen jedoch darauf hin, dass es keine ausreichende Basis für die genetische Theorie gibt. Daher wollen wir im Folgenden die Genetik außer Acht lassen und zusammenfassen, welche Möglichkeiten die Schulmedizin und alternativ eine naturheilkundliche Therapie bieten.

Schulmedizinische Therapie-Verfahren bei Kurzsichtigkeit

Eine Kurzsichtigkeit wird meist mit Brillen-Gläsern korrigiert. Die Glas-Stärke wird beim Augen-Arzt oder Augen-Optiker ermittelt. Wenn die Brillen-Gläser bei starker Kurzsichtigkeit sehr dick sind, kann es allerdings zu starken Bild-Verkleinerungen auf der Netzhaut kommen. Bei Brillen gibt es kein medizinisches Risiko. Allerdings kann eine falsch gemessene oder falsch hergestellte Brille zu Befindlichkeits-Störungen wie Kopfschmerzen und in seltenen Fällen auch zu Augenschmerzen führen. Eine neue Glas-Korrektur behebt das Problem in der Regel sofort.

Allerdings sind viele Naturheilkundler der Meinung, dass sich die Augen durch das ständige Tragen einer Brille verschlechtern. Jeder Kurzsichtige weiß, dass seine Seh-Störung mit einer geringgradigen Kurzsichtigkeit begann, und je mehr sich der Betroffene an die Brille gewöhnte, desto öfter wurden neue und stärkere Brillen-Gläser notwendig. Das ständige Tragen einer vollkorrigierten Brille verhindert also wahrscheinlich die Selbst-Heilung der Augen.

Durch das Tragen einer Brille kann sich die Kurzsichtigkeit häufig verschlechtern

Im modernen Augen-Training wird deshalb empfohlen, nur unterkorrigierte Brillen im Alltag zu benutzen oder bei leichter Kurzsichtigkeit bis zu zwei Dioptrien ganz auf die Brille zu verzichten. Dies

gilt natürlich nicht für die Situationen, in denen die volle Korrektur gesetzlich oder aus Sicherheits-Gründen vorgeschrieben ist wie beispielsweise im Straßen-Verkehr.

Alternativ zur Brille werden häufig harte oder weiche Kontakt-Linsen vom Augen-Arzt oder Optiker verordnet. Die optische Abbildung auf der Netzhaut ist gegenüber der Brille deutlicher. Es entsteht nur eine minimale Bild-Verkleinerung. Eine Gesichtsfeld-Einschränkung, wie sie durch die Brillen-Fassung verursacht wird, gibt es nicht.

Allerdings beeinträchtigen Kontakt-Linsen den Hornhaut-Stoffwechsel, so dass irreversible Schäden an der Hornhaut entstehen können. Eine amerikanische Studie weist darauf hin, dass der Graue Star (Katarakt) durch das Tragen von Kontakt-Linsen gefördert wird. Er wird auch immer häufiger in jungen Jahren festgestellt. Durch Kontakt-Linsen entsteht eine erhöhte Reibung zwischen dem Linsen-Material und der schützenden Protein-Hülle des Auges. Dadurch wird die Abwehr-Linie des Auges gegen Organismen geschwächt, die schwere Hornhaut-Geschwüre hervorrufen können – mit der Gefahr der Erblindung.

Kontakt-Linsen verhindern zusätzlich, dass genügend Sauerstoff ans Auge gelangt. Die Hornhaut erstickt regelrecht. Durch Abwehr-Reaktionen des Körpers kann es zusätzlich zu kleinen Pusteln auf der Unterseite der Augen-

lider kommen, wodurch die Empfindlichkeit gegenüber Kontakt-Linsen weiter zunimmt.
Von Seiten der operativen Medizin werden auch Augenlaser-Operationen angeboten. Es sind in erster Linie kosmetische Eingriffe, die medizinisch selten indiziert sind. Für eine rein kosmetische Operation sind die Risiken für die Seh-Kraft allerdings zu hoch. Jede Operation, auch wenn sie nur mit dem Laser durchgeführt wird, kann zu Komplikationen führen, die im schlimmsten Fall zum Verlust der Seh-Schärfe führen können. In vielen Fällen, speziell bei starker Kurzsichtigkeit, ist es nicht exakt vorausberechenbar, und es ist nicht gewährleistet, ob der Patient anschließend seine Normal-Sichtigkeit wiedererlangt.

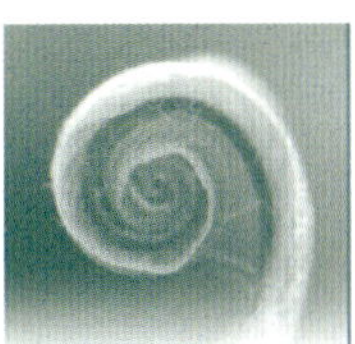

Folgende operative Möglichkeiten stehen zurzeit zur Verfügung:

- *Die Veränderung der Hornhaut-Brechkraft durch Gewebe-Abtragung mit dem Laser oder Einsetzen eines Kunststoff-Ringes in die Hornhaut.*
- *Eine Veränderung der Linsen-Brechkraft durch Entfernung der Linse wie der Katarakt-Operation (inklusive aller möglichen Komplikationen, dazu mehr im 2. Teil auf Seite 91) oder durch Einsetzen einer künstlichen Linse vor die natürliche Linse.*

Zu den in der Fach-Literatur aufgezählten Risiken gehören beispielsweise Einschränkungen des Dämmerungs- und Nacht-Sehens durch so genannte Licht-Höfe, Doppel-Bilder, Schleier-Sehen oder eine erhöhte Blend-Empfindlichkeit

Die individuellen Patienten-Erwartungen sowie das Eintreten der Risiken können eine Nach-Operation notwendig machen, welcher sich je nach Studie zwischen 5 bis 28 Prozent aller Patienten unterziehen müssen. In zahlreichen Fällen kommt es zu einer Über- oder Unter-Korrektur, die entweder eine erneute Operation erfordern oder der Patient trägt am Ende doch wieder seine Brille oder Kontakt-Linsen.

Eine gestörte Wund-Heilung kann zusätzlich zu Komplikationen führen. In Einzel-Fällen kann es zu einem so genannten „Ausleiern“ der Hornhaut kommen, welches eine Hornhaut-Transplantation notwendig macht. Die Beeinflussung des Hornhaut-Stoffwechsels kann zusätzlich in späteren Jahren zum Grünen Star (Glaukom) führen. Dieser kann im schlimmsten Fall zum Verlust der Seh-Kraft führen.

Aus naturheilkundlicher Sicht ist das Tragen der Brille den anderen risiko-behafteten Verfahren eindeutig vorzuziehen.

Wie Naturheilkunde bei Kurzsichtigkeit helfen kann

Kurzsichtigkeit wird in der Naturheilkunde je nach Stadium und Fortschritt unterschiedlich therapiert.

Am wichtigsten ist speziell für Kinder in der Grund-Schule die Prophylaxe durch Augen-Training. Im Anhang dieses Buches sind verschiedene Augen-Übungen zusammengefasst. Kinder bis zum 10. Lebensjahr sollten täglich mit ihren Eltern zusammen in fröhlicher und entspannter Runde ein 10- bis 15-minütiges Trainings-Programm für die Augen auf spielerische Weise absolvieren.

Die Übungs-Reihenfolge sollte so aussehen:

- *Augen-Stretching*
- *Augen-Rollen*

Unser Tipp: Bringen Sie Ihrem Kind bei, regelmäßig in die Ferne zu schauen. Achten Sie darauf, dass Ihr Kind nicht zuviel Zeit vor dem Fernseh-Gerät oder dem Computer-Bildschirm verbringt. Gehen Sie mit Ihrem Kind oft an die frische Luft, so dass es sich daran gewöhnt, viel in die Ferne zu schauen. Vitaminreiche Kost in Form von Obst und Gemüse ist für Kinder ein absolutes Muss. Liegt eine Allergie gegen verschiedene Obstsorten vor, ist eine Darm-Sanierung in vielen Fällen hilfreich.

Beginnende Kurzsichtigkeit bei Kindern bis zehn Jahre

Wurde gerade bei Ihrem Kind der Beginn der Myopie festgestellt, sollten Sie zusätzlich zu den zuvor genannten Augen-Übungen homöopathische Mittel versuchen. Geben Sie Ihrem Kind viermal täglich je 5 Globuli maximal zwei Wochen lang entweder

- Phosphorus C 6, wenn Ihr Kind gleichzeitig nervös erschöpft ist
- Oder Physostigma C 6, wenn sich die Kurzsichtigkeit deutlich verschlechtert.

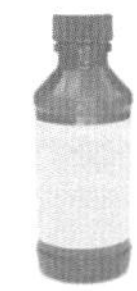

Gehen Sie so bald wie möglich zu einem klassischen Homöopathen, da eine homöopathische Behandlung sinnvoll ist, und beginnen Sie sofort mit den Augen-Übungen. An den schulfreien Tagen sollten diese Übungen in spielerischer Form mindestens eine halbe Stunde über den Tag verteilt durchgeführt werden.

Häufig tritt die Myopie dann auf, wenn das Kind zusätzlichen Stress hat. Eine Hypnose-Therapie kann da wahre Wunder wirken.

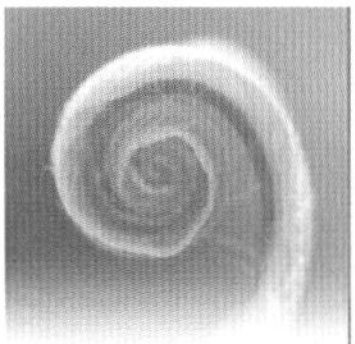

Wir erinnern uns an einen Kollegen, der seit seiner frühesten Kindheit auf dem linken Auge nicht sehen konnte. In Hypnose konnte er auf demselben Auge wieder lesen wenn er aufgefordert wurde, die Augen zu öffnen, aber zugleich in Trance zu bleiben. Wachte er aus der Trance auf, sah er so schlecht wie vorher. Er war jedoch ein wunderbares Trance-Medium. Da er in tiefer Trance mit dem linken Auge fehlerfrei lesen konnte, wurde ihm in tiefer Trance suggeriert, dass sein linkes Auge für immer in Trance bleiben würde. Der „Rest seines Körpers" (es ist ein hervorragendes Beispiel dafür, wie man mit dem Unter-Bewusstsein kommunizieren kann) wurde normal aufgeweckt. Der Patient sah zu seinem großen Entsetzen das erste Mal in seinem Leben bewusst mit seinem linken Auge. Es dauerte dann auch zwei weitere Wochen, bis der Kollege sich an sein „neues Sehen" gewöhnt hatte.

Der Begründer des Neuro-Linguistischen Programmierens (NLP), Richard Bandler, beschreibt in seinem Buch „Therapie in Trance" ausführlich die Behandlung der Kurzsichtigkeit mittels Hypnose. Die Erfahrung zeigt jedoch, dass ein Mensch für diese Behandlung als Trance-Medium besonders gut geeignet sein muss, damit diese Art der Therapie gelingt.

Bevor Sie mit dem Augen-Training beginnen, möchten wir Sie bitten, das Kapitel über Hornhaut-Verkrümmung (Astigmatismus) auf Seite 30 zu lesen. Anhand der Abbildungen Seite 178 und Seite 179 im Anhang können Sie testen, ob ein Astigmatismus (eine Hornhaut-Verkrümmung) bei Ihnen vorliegt. Diese sollten Sie dann als erstes mit den entsprechenden Augen-Übungen (Augen-Muskel-Entspannung, Seite 128 und Tibetisches Rad Seite 181) korrigieren, damit Sie schnellstmöglich zum Erfolg kommen.

Im Anhang auf Seite 142 finden Sie nun alle weiteren Informationen zu naturheilkundlichen Therapien für die verschiedenen Stadien der Kurzsichtigkeit und auch für die verschiedenen Altersklassen.

Weitsichtigkeit (Hyperopie), Alters-Weitsichtigkeit (Presbyopie)

Es wird behauptet, dass ab Mitte vierzig die Lese-Brille für viele Menschen zu einer Notwendigkeit wird. Anfangs fällt das Lesen bei schlechten Licht-Verhältnissen immer schwerer, später ist selbst das Kleingedruckte nur noch

mühevoll zu entziffern. Man gewöhnt sich anfangs an, die Texte immer weiter von sich weg zu halten. Doch irgendwann kommt der Zeitpunkt, wo auch diese Methode nicht mehr ausreicht.
Nun ist es aber ein weit verbreiteter Irrtum, dass man ab Mitte vierzig zwangsläufig seine Lese-Fähigkeit einbüßt. Es wurden sogar Tabellen erstellt, in denen die Seh-Fähigkeit mit dem Alter korreliert. Nach diesen Modellen ist die Fokussier-Fähigkeit des Patienten mit 60 Jahren gleich Null! Wir wissen nicht, was Sie fühlen, wenn Sie solche Behauptungen lesen. Glücklicherweise entsprechen solche Annahmen nicht der Realität. Wir selbst kennen unzählige Menschen, die mit 60 Jahren immer noch ohne Brille lesen können.

Es gibt heute zwei Theorien für die Entstehung der Alters-Weitsichtigkeit. Die eine Theorie nimmt an, dass dieses Phänomen durch eine Verhärtung der Linse hervorgerufen wird. Die andere Theorie behauptet, Alters-Weitsichtigkeit sei eine Folge der Schwächung des Ziliar-Muskels, an dem die Linse aufgehängt ist. Diese beiden Theorien wurden zwischen 1864 und 1866 veröffentlicht und werden heute noch kritiklos übernommen. Aus diesem Grunde hat die Medizin auf dem Gebiet der Alters-Weitsichtigkeit bedauerlicherweise seit damals keine nennenswerten Fortschritte gemacht. Doch einige moderne Forscher wie Saladin, Stark, Thamm et. al. widersprechen diesen The-

orien. Nach ihrer Ansicht verfügt der Ziliar-Muskel über weitaus größere Kraft als bisher angenommen. Thamm behauptet sogar, dass der Ziliar-Muskel frühestens mit 120 Jahren seine Kraft verlieren würde!

Aus Sicht der Naturheilkunde spielen andere Faktoren eine wesentliche Rolle für die Entstehung der Alters-Weitsichtigkeit. Wir nehmen an, dass ein Verlust der Flexibilität der Augen-Muskeln zu dieser Seh-Störung führt. Daraus folgt, dass ein Muskel-Training, das die Flexibilität durch Dehnung wieder herstellt, notwendig ist. Die entsprechenden Übungen sind im Anhang (siehe Tabelle auf Seite 144) zusammengefasst.

Eine weitere, noch tiefer liegende Ursache ist im Bereich des Psychischen auszumachen. Unsere unbewussten Überzeugungen beeinflussen unsere Seh-Kraft. Im Abschnitt über die Psychologie des Sehens auf Seite 36 können Sie weitere Informationen nachschlagen. Während meiner Hypnose- und NLP-Ausbildung bei Dr. Richard Bandler und Paul McKenna führten wir die Seminar-Teilnehmer in Zeiten zurück, in denen sie gut sehen konnten. Ein Teil der Seminar-Teilnehmer sah nach diesem Experiment, das nur fünf Minuten dauerte, spontan besser! Die Seh-Störung kann also sowohl mit einem Augen-Training als auch mit psychologischen Methoden wie Hypnose oder NLP positiv beeinflusst oder sogar bei intensivem Bemühen behoben werden. Leo Angardt berichtet von einem befreundeten Professor für Augen-Heilkunde, dem er eine Übung zur Ver-

besserung der Alters-Weitsichtigkeit zeigte. Ein Jahr später erzählte dieser Professor einer Gruppe von Augenärzten, dass er seinen Patienten diese Übung beibringen würde und seitdem 50 Prozent weniger Lese-Brillen verschreiben müsse. Trotzdem sei die Zahl seiner Patienten aufgrund von Empfehlungen zufriedener Patienten deutlich gestiegen .

Im Abschnitt Augen-Training können Sie diese Übung auf Seite 132 nachschlagen. Wenn Sie diese konsequent praktizieren, werden Sie bald die ersten Erfolge „sehen". Die Übung entspannt die Augen-Muskulatur und erlaubt den Augen-Muskeln, sich allmählich zu dehnen. Dadurch bessert sich die Lese-Fähigkeit innerhalb kurzer Zeit.

Kinder reagieren auf dieses Augen-Training erfreulicherweise innerhalb kürzester Zeit. Es ist jedoch auch möglich, Kinder homöopathisch zu unterstützen. Die entsprechenden Mittel finden Sie in der Tabelle im Anhang.

Hornhaut-Verkrümmung (Stabsichtigkeit, Astigmatismus)

Bei der Hornhaut-Verkrümmung handelt es sich um einen Brechungs-Fehler, bei dem ein punktförmiges Objekt strich- beziehungsweise stabförmig abgebildet wird. Dies führt zu einer verschwommenen Sicht auf alle Entfernungen (Betroffene werden dies im Augen-Spiegel erkennen).

Die Schulmedizin erklärt diese Störung mit einer angeborenen Verformung der Hornhaut oder des ganzen Augapfels. Die Vererbungs-Theorie muss leider in den konventionellen Wissenschaften häufig dafür herhalten, wenn ein Symptom nicht klassisch an der Wurzel behandelt werden kann.

So werden die Symptome der Hornhaut-Verkrümmung schulmedizinisch mit sphärisch geschliffenen und zylindrischen Brillen-Gläsern korrigiert.

Aus Sicht der Naturheilkunde wird eine Hornhaut-Verkrümmung durch Umwelt-Einflüsse und falsche Seh-Gewohnheiten verursacht. Das flexible Hornhaut-Gewebe spiegelt die persönlichen Stress-Muster, mit denen das Auge reagiert. Beim Augen-Training werden Übungen ausgeführt, die die Spannungen in den geraden Augen-Muskeln ausgleichen.

Erfahrungen verschiedener Augen-Trainer haben gezeigt, dass eine Hornhaut-Verkrümmung in der Regel sehr schnell mit Augen-Übungen verbessert werden kann. In den meisten Fällen verschwindet der Astigmatismus, nachdem man ein paar Tage geübt hat. In schweren Fällen muss man allerdings mehrere Wochen mit dem Tibetischen Rad (s. Seite 181) üben, bis die Augen wieder normalsichtig sind.

Wenn Sie etwas gegen Ihren Astigmatismus tun möchten, gehen Sie wie folgt vor:

- *Kontrollieren Sie zuerst mit Hilfe des Astigmatismus-Spiegels (Seite 179), ob eine Hornhaut-Verkrümmung vorliegt. Dazu betrachten Sie den Astigmatismus-Spiegel ganz entspannt. Wenn Sie einen Astigmatismus haben, erscheinen einige Linien deutlich dunkler als die benachbarten Linien. Eventuell sind einige Linien auch optisch voneinander weiter entfernt.*
- *Liegt ein Astigmatismus vor, dann schlagen Sie bitte im Anhang die Übungen 4, das Tibetische Rad, und 5, Entspannung der Augen-Muskeln in der Astigmatismus-Achse, auf.*
- *Führen Sie bitte jede dieser Übungen mindestens dreimal täglich durch, bis Sie Erfolg haben.*
- *Kontrollieren Sie Ihren Fortschritt täglich mit dem Astigmatismus-Spiegel.*

Viel Spaß bei Ihrer Selbst-Korrektur.

Im Folgenden möchten wir Ihnen einige weitere Augen-Beschwerden vorstellen, die häufig vorkommen und die Sie selbst effektiv behandeln können.

Gersten-Korn (Hordeolum)

Hier handelt es sich um eine akute Infektion der Lidrand-Drüsen mit oftmals schmerzhaft entzündlicher Schwellung. Hervorgerufen wird diese Infektion häufig durch eine Bakterienart, die Staphylokokken.

Es bestehen folgende Behandlungs-Möglichkeiten:
Die Schulmedizin empfiehlt diese Therapien:

- *Trockene Wärme (Rotlicht)*
- *antibiotische Salben*
- *chirurgische Öffnung*

Begleitend zur schulmedizinischen Therapie haben sich unter anderem folgende Präparate als erfolgreich erwiesen:

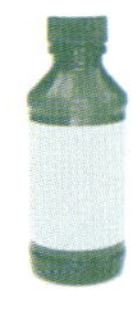

- *Regenaplex 117 aN zuzüglich weiterer Regenaplexe zur Ausleitung*
- *Biochemie Nr. 3 und 9 (Empfehlungen können Sie in der Tabelle im Anhang nachlesen)*
- *alternativ: Iso-Augentropfen*
- *Traumeel-Salbe auf das geschlossene Augenlid auftragen*

Hagel-Korn (Chalazion)

Hierbei handelt es sich um einen Sekret-Stau der so genannten Meibom-Drüsen mit dadurch verursachter Entzündung. Man findet eine schmerzhafte, nicht verschiebliche Schwellung in der Tiefe des Augenlides.

Es bestehen folgende Behandlungs-Möglichkeiten:
Die Schulmedizin empfiehlt diese Therapie

- *chirurgische Entfernung*

Begleitend zur schulmedizinischen Therapie haben sich unter anderem folgende Präparate als erfolgreich erwiesen:

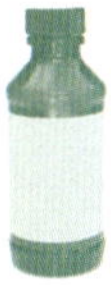

- *Regenaplex 117 aN zuzüglich weiterer Regenaplexe zur Ausleitung*
- *Biochemie Nr. 3 und 9 (Empfehlungen können Sie in der Tabelle im Anhang nachlesen)*
- *alternativ: Iso-Augentropfen*
- *Traumeel-Salbe auf das geschlossene Augenlid auftragen*

Bindehaut-Entzündung (Konjunktivitis)

Die hervorstechendsten Symptome für eine Bindehaut-Entzündung sind rote Augen, Bindehaut-Schwellung, Brennen oder Jucken, Lichtscheue, verstärkter Tränen-Fluss in wechselndem Ausmaß ausgelöst durch Bakterien, Viren, Pilze oder Parasiten.

Es bestehen folgende Behandlungs-Möglichkeiten:
Die Schulmedizin empfiehlt diese Therapien

- *bei Bakterien: antibiotische Augentropfen und –salben*
- *bei Viren: sehr ansteckend, oft von fieberhaften Allgemein-Erkrankungen begleitet, spezifische Therapie nicht möglich, Kortison-Salben sind meist kontraindiziert!*
- *Ausschließliche Behandlung durch Augen-Arzt oder Klinik!*
- *Bei Pilzen: lokale Antimykotika. Kortison darf meist nicht angewendet werden.*
- *Bei Parasiten: chirurgische Entfernung der Herde*

Begleitend zur schulmedizinischen Therapie empfehlen wir (allerdings ausschließlich bei Bakterien):

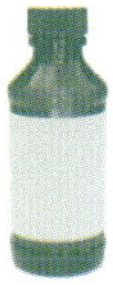

- *Regenaplex 48 a, 114 und 77 a*
- *Biochemie Nr. 3 und Nr. 9*
- *Bachblüten chicory und Star of Bethlehem*
- *ISO-Augentropfen*

Die Psychologie des Sehens

Die Hypnose-Therapie hat sich bei vielen Erkrankungen und Beschwerden des Auges bewährt.
Bei der Hypnose handelt es sich um eine Kommunikations-Kunst, mittels derer ein Trance-Zustand im direkten Kontakt mit dem Unbewussten der Person hervorgerufen und genutzt werden kann. Seit nunmehr über 230 Jahren wird die Hypnose im Bereich der Medizin genutzt, um die angeborenen Fähigkeiten des Unbewussten zu medizinischen und therapeutischen Zwecken für die körperliche und psychische Gesundung zu nutzen.

Sie hatten bereits an anderer Stelle unseres Buches über die faszinierenden Erfolge lesen können, die sich während der Hypnose-Ausbildung bei Dr. Richard Bandler und Paul McKenna einstellten. Manch ein Seminar-Teilnehmer konnte nach den Hypnose-Übungen spontan besser sehen. Besonders im Bereich der Kurz- und Weitsichtigkeit können oftmals innerhalb kurzer Zeit Veränderung initiiert werden, um besser zu sehen. Die Psyche hat ihren Sitz im Gehirn. Hier im Gehirn findet aber auch der Seh-Prozess

statt. Hypnose wirkt direkt auf das Gehirn. Daher ist es in manch einem Fall möglich, durch Hypnose zu Verbesserungen bei verschiedenen Augen-Leiden zu gelangen.

Viele Menschen haben massive Probleme mit ihrem psycho-sozialen Umfeld. Todesfälle, Ehe-Scheidungen, Mobbing und andere Belastungen können bei manch einem Patienten dazu führen, dass sich sein Sehen scheinbar verschlechtert. In solchen Fällen kann die Begleitung durch einen Hypnose-Therapeuten sinnvoll sein. Manchmal reicht aber auch schon ein Gespräch, wie der folgende Fall zeigt:

Eine Patientin, die 2005 zum Zeitpunkt der Therapie 84 Jahre alt war, litt an fortgeschrittener feuchter Makula-Degeneration. Akupunktur in Verbindung mit Naturheil-Präparaten stabilisierten ihren Zustand. Sie sah jedoch weiterhin extrem starke Wellen-Linien oder wie sie scherzhaft sagte, ihre Mitmenschen hätten Nasen wie Pinocchio. Irgendwann vertraute sie ihrem Therapeuten ihre Eheprobleme an. In den 50 Jahren ihrer Ehe fühlte sie sich von ihrem Ehemann häufig erniedrigt und regelrecht psychisch misshandelt. Sie weinte bitterlich. An diesem Abend geschah ein Wunder. Die Wellen-Linien bildeten sich spontan zurück. Am nächsten Morgen rief die Dame ihren Therapeuten an, um ihm mitzuteilen, dass sich

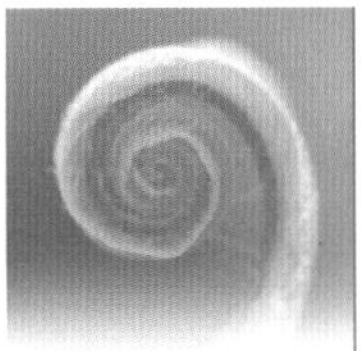

die Wellen-Linien fast vollständig zurückgebildet hatten. Der Therapeut empfahl der Patientin, zu ihrem Augen-Arzt zu gehen. Die Patientin kam dieser Bitte gerne nach. Der Augen-Arzt bestätigte ihr, dass ihre Makula-Degeneration nunmehr in das trockene Stadium übergegangen sei. Bis heute (04/2008) ist dieser Zustand stabil.

Dieses einfache Beispiel zeigt, wie groß der Einfluss der Psyche auf die Prozesse im Auge sein kann. Für Patienten mit massiven psychischen Belastungen empfehlen wir daher gerne eine begleitende Hypnose-Therapie durch einen Fachmann oder eine Fachfrau. In manch einem Fall kann dies die ersehnte Linderung der Krankheit bewirken.

II. Teil: Augen-Krankheiten

Makula-Degeneration

Die Makula-Degeneration ist eine Erkrankung der Netzhaut-Mitte, wobei fast immer beide Augen befallen sind. Als Makula wird die Stelle des schärfsten Sehens in der Mitte der Netzhaut bezeichnet. Durch sie können wir Feinheiten mit den Augen erfassen. Ob es sich dabei um das Erkennen von Gesichtern handelt, das Lesen eines Textes oder das Einfädeln eines Fadens ins Nadelöhr – all dies ist nur möglich, wenn die Makula intakt ist. Wenn diese hochkomplexe Stelle der Netzhaut verkümmert, also degeneriert, verliert der Mensch nach und nach seine visuellen Fähigkeiten. Ist die Krankheit fortgeschritten, werden keine Gesichter mehr erkannt, der Mensch verliert die Fähigkeit zu lesen oder Ampeln zu erkennen. Im Endstadium ist er schließlich auf Hilfe angewiesen.

In der Regel muss dies nicht mit einer völligen Erblindung einhergehen. Das Seh-Vermögen ist zwar stark eingeschränkt, aber immerhin ist es vielen Betroffenen möglich, sich in einer vertrauten Umgebung wie der eigenen Wohnung selbstständig zu bewegen. Das Orientierungs-Vermögen bleibt also in vielen Fällen erhalten. Im Endstadium sieht der Patient oftmals einen grauen oder schwarzen Fleck vor seinen Augen. Der Rand bleibt meist erhalten.

Dies ist der Grund, warum viele Betroffene nicht völlig erblinden.
Trotzdem zählt die Makula-Degeneration zu den häufigsten Erblindungs-Ursachen im zentralen Sehen in den Industrie-Nationen, denn im Endstadium sieht der Betroffene so schlecht, dass er vom Gesetz her als blind gilt.

Man schätzt, dass allein in Deutschland bereits mindestens vier Millionen Bürger beziehungsweise etwa jede vierte Person ab 60 Jahren betroffen sind. Die Schulmedizin bedient sich vor allem operativer Eingriffe, um diese Krankheit zu behandeln. Diese Methoden sollen darauf abzielen, direkt am Auge eine Änderung zu bewirken. Bei diesen Verfahren geht es vor allem darum, die Erkrankung zu verlangsamen oder ihren Stillstand zu erreichen.

Die Alternativ-Medizin bietet keine direkten Eingriffe am Auge an, sondern sie bemüht sich, die Makula-Degeneration über Mechanismen der Entgiftung und Methoden,

die die Durchblutung fördern, zu lindern. Dadurch möchte sie nicht nur einen Stillstand der Erkrankung erreichen, sondern den Zustand des Patienten insgesamt verbessern. In dieser letzten Aussage steckt denn auch die Begründung, warum sich Schulmedizin und Naturheilkunde bei der Behandlung der Makula-Degeneration scheinbar in unüberwindlichen Gegensätzen gegenüberstehen.

Von Seiten der Schulmedizin wird häufig die Behauptung aufgestellt, dass die Makula-Degeneration so gut wie gar nicht gebessert werden könne. Die Bemühungen sind vielmehr darauf ausgerichtet, den Verlauf der Krankheit zu lindern oder zu verlangsamen. Die Naturheilkunde behauptet jedoch, dass ein Stillstand der Erkrankung oder gar eine Verbesserung der Seh-Fähigkeit unter günstigen Umständen möglich sei. Wie das geschehen kann, werden wir Ihnen im weiteren Verlauf des Kapitels erklären.

Von der Makula-Degeneration sind in Deutschland ungefähr vier Millionen Menschen betroffen

Diese unterschiedlichen Einstellungen haben zu unterschiedlichen Therapie-Verfahren geführt, wie wir sie in der Überblicks-Tabelle im Anhang auf Seite 148 darstellen. Wir möchten in diesem Zusammenhang darauf hinweisen, dass jedes der aufgeführten Verfahren seine Berechtigung hat. Wie sonst auch im Leben sollten Sie folgenden weisen Grundsatz beherzigen: Prüfe alles und verwende davon das

Naturheilkundliche Verfahren können helfen, die Makula-Degeneration nicht nur zum Stillstand zu bringen, sondern die Seh-Fähigkeit zu verbessern

Beste. Es bleibt also nur zu wünschen, dass eines Tages Naturheilkunde und Schulmedizin zusammenfinden, um dem Patienten optimal zu helfen. Bis dahin besteht jedoch für den Betroffenen nur die Möglichkeit, sich über alle Verfahren und Risiken zu informieren, um im Falle einer notwendigen Augen-Therapie zu einer optimalen Entscheidung zu kommen.

2005 suchte eine 62-jährige Dame verzweifelt eine Naturheilpraxis für alternative Augen-Therapien auf. Zwei Jahre zuvor hatte sie bereits die Diagnose einer trockenen Makula-Degeneration erhalten. Ihr behandelnder Augen-Arzt empfahl ihr die Einnahme hoch dosierter Vitamine. Deprimiert sagte die Patientin, dass die Vitamine ihr bis jetzt überhaupt nicht geholfen hätten. Die Augen würden immer schlechter werden, und sie könne nur noch mit Lupe lesen, was ihr allerdings zunehmend schwerer fiele. Die Eingangs-Untersuchung ergab auf dem rechten Auge eine Sehschärfe von 30 Prozent und auf dem linken Auge von 10 Prozent. Gesichtsfeld-Ausfälle auf dem rechten Auge machten der Patientin zusätzlich schwer zu schaffen. Der Therapeut entschied sich für 30 Stirn-Akupunkturen, die auf eine Woche verteilt wurden, sowie Injektionen homöopathischer Präparate in speziell ausgesuchte Akupunktur-Punkte. Am vierten Behandlungstag berichtete die Patientin ungläubig, dass sie am vorhergehenden Abend im Restaurant

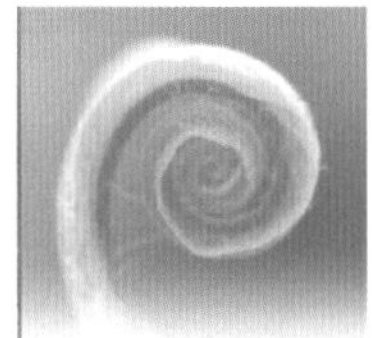

plötzlich die Speisekarte ohne Hilfsmittel lesen konnte. Sie war vor Freude außer sich. Am Ende der naturheilkundlichen Therapie bestätigte eine Messung die Verbesserung der Sehkraft der Patientin. Das rechte Auge hatte sich deutlich gebessert, das Gesichtsfeld hatte sich normalisiert. Die Dame las beim Visus-Test (Sehschärfen-Test) zwei ganze Buchstaben-Reihen mehr als bei der Eingangs-Untersuchung. Die Sehschärfe betrug auf dem rechten Auge nunmehr 50 Prozent, beim schlechteren linken Auge 15 Prozent.

Zu Hause stellte die Dame fest, dass sie die Nachrichten-Texte in Kurz-Form, die zu Beginn der Tagesschau laufen, wieder lesen konnte. Etwa acht Wochen nach Therapie-Ende rief die Patientin an und berichtete voller Freude, dass der Augen-Arzt die „deutliche" Seh-Verbesserung bestätigt habe. Zusätzlich war ihr Augen-Arzt so freundlich und stellte der Dame ein Schreiben an die Krankenkasse aus. In diesem Schreiben bestätigte er die Verbesserung der Sehkraft durch die alternative Augen-Therapie und empfahl der Krankenkasse, die Kosten für die Therapie zu übernehmen, da andere Verfahren bisher nicht geholfen hatten. Dies lehnte die Krankenkasse leider ab mit dem Hinweis auf die wissenschaftlich nicht anerkannte Methode. Die Dame hat ihr Augen-Licht bis heute (04/2008) behalten und kann immer noch ohne Hilfsmittel lesen.

Zur Beurteilung der Therapie-Verfahren ist es sinnvoll zu erkennen, wie eine Makula-Degeneration entsteht. Zwar sind die Mechanismen der Erkrankung bis heute nicht restlos geklärt, aber die momentan bekannten Abläufe der Krankheits-Entstehung geben dem erfahrenen Therapeuten zahlreiche Hinweise auf die Therapie der Erkrankung.

Die Mechanismen der Erkrankung

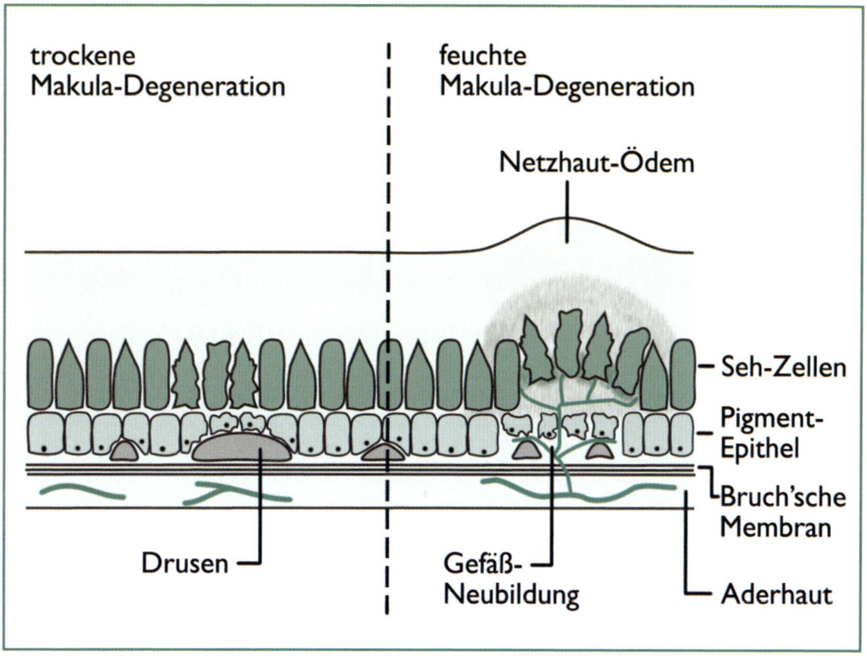

Die Sinneszellen der Netzhaut verfügen über kein eigenes Kapillar-Netz zur Blutversorgung. Die Ernährung erfolgt über die Aderhaut (Chorioidea). Von dort aus diffun-

dieren die Nährstoffe durch die sogenannte Bruch'sche Membran hindurch. Die Netzhaut benötigt viel Sauerstoff, denn nur durch die große Stoffwechsel-Aktivität am Auge wird die normale Seh-Schärfe aufrechterhalten. Seh-Pigmente müssen ständig erneuert werden, während die verbrauchten abgebaut werden. Dies geschieht jedoch nicht vollständig, so dass sich im Laufe des Lebens zelluläre Abfallstoffe im Bereich der Bruch'schen Membran ansammeln und so die Nährstoff-Diffusion zunehmend behindern. In der Folge degeneriert die Netzhaut, und es entwickeln sich verschiedene Formen der Makula-Degeneration.

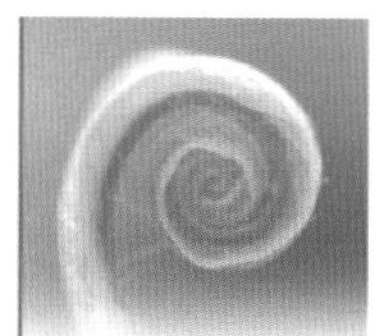

Februar 2006 bat eine 68-jährige Dame um eine Therapie ihrer trockenen Makula-Degeneration. Eine Berliner Augenärztin hatte ihr empfohlen, zu einem alternativen Augen-Therapeuten zu gehen, da die Patientin bereits seit ihrer Jugend immer naturheilkundlich betreut wurde. Zu Beginn der Therapie hatten sich ihre Augen so weit verschlechtert, dass sie nicht mehr ihren alten VW-Käfer fahren durfte. Der Therapeut akupunktierte sie mit einer speziellen Stirn-Akupunktur und injizierte ihr verschiedene Medikamente zur Ausleitung, zur Stärkung des Immunsystems und zur Organ-Sanierung. Die Wirbelsäule wurde mit behandelt, da die Dame unter starken Rücken- und Nackenschmerzen litt. Zusätzlich erlernte

die Patientin spezielle Atem-Übungen. Nach neun Monaten wurde die Patientin von ihrer Augenärztin untersucht. Die Sehkraft hatte sich so positiv verbessert, dass die Dame wieder ihren VW-Käfer anmelden konnte, mit dem sie auch heute noch (04/2008) in Berlin unterwegs ist.

Die Makula-Degeneration kommt am häufigsten in der sogenannten trockenen Form vor, die bei ungefähr 85 Prozent aller Betroffenen vorliegt. Sie entsteht auf die Weise, wie wir sie Ihnen im vorangehenden Abschnitt beschrieben haben. Zusätzlich liegt in vielen Fällen eine Arteriosklerose (im Volksmund „Aderverkalkung") der Aderhaut vor. Die trockene Form ist durch die Rückbildung des Pigment-Epithels (Abbildung Seite 44) gekennzeichnet. Es kommt zu Unregelmäßigkeiten mit stärker pigmentierten und depigmentierten Stellen. Stoffwechsel-Produkte können sich zu sogenannten Drusen (Abbildung Seite 44) zusammenlagern, die die Sehkraft weiter beeinträchtigen. Bei der trockenen Form der Makula-Degeneration geht dieser Prozess im Vergleich zur feuchten zeitlich relativ langsam vonstatten.

Wenn ein Patient die Diagnose einer trockenen Makula-Degeneration erhält, wird ihm häufig mitgeteilt, dass es keine Hoffnung auf Heilung gäbe. Viele Patienten berichteten uns, dass ihnen vom behandelnden Augen-Arzt nur das sogenannte Amsler-Gitter mitgegeben wurde

mit dem Hinweis, sich sofort zu melden, wenn es verzerrt wahrgenommen würde. Beim Amsler-Gitter handelt es sich um ein Bild von sich kreuzenden vertikalen und horizontalen Linien (Seite 180). Sobald der Patient diese Abbildung verzerrt wahrnimmt, steht zu befürchten, dass die Krankheit in die feuchte Verlaufsform übergegangen ist. Entsprechende Untersuchungen beim Augen-Arzt oder in der Augen-Klinik geben dann Aufschluss über die Form der Makula-Degeneration und über eventuell jetzt mögliche schulmedizinische Therapien.

Die trockene Makula-Degeneration kann in etwa 15 Prozent aller Fälle in die feuchte Form übergehen. Da die Sinnes-Zellen durch die erschwerte Stoffwechsel-Situation unterversorgt sind, sprießen vermutlich von Seiten der Aderhaut neue Gefäße in die Netzhaut ein (Neo-Vaskularisation). Es tritt Flüssigkeit aus (Exsudate), die die Netzhaut verformt und dort Gewebe zerstören kann. Der Patient sieht unter Umständen Wellen-Linien, die manchmal im Zuge der Erkrankung weiter zunehmen. Es kann zu plötzlichen Blutungen aus den neu gebildeten Gefäßen kommen, die schlimmstenfalls schlagartig zur Erblindung führen können. Die Methoden der Schulmedizin zielen deshalb darauf ab, das Gefäß-Wachstum zu beeinflussen, um den schnellen Verlauf der feuchten Makula-Degeneration verlangsamen.

85 Prozent der Betroffenen weisen die trockene Form der Makula-Degeneration auf

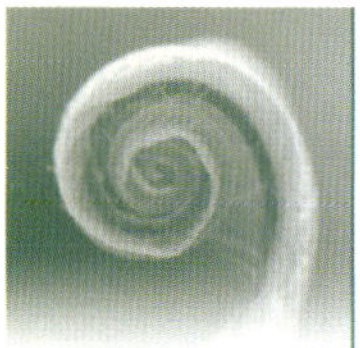

Zusammenfassend möchten wir Ihnen noch einmal die wichtigsten Faktoren nennen, die die Netzhaut verändern und dadurch für die Entwicklung dieser Erkrankung charakteristisch sind:

- *Stoffwechsel-Störung*
- *Sauerstoff-Mangel*
- *Arteriosklerose und daraus resultierend eine Durchblutungs-Störung*

Schulmedizinische Therapie-Verfahren bei Makula-Degeneration

Bei der trockenen Form der Makula-Degeneration verordnet die Schulmedizin häufig die Einnahme von Vitaminen. Geht die trockene Form der Makula-Degeneration in die feuchte über, hat der Patient in der Regel mit folgenden drei Optionen zu rechnen: Laserung (Photo-Koagulation), Photo-Dynamische Therapie (PDT) und Netzhaut- oder Makula-Rotation. Seit kurzem wird allerdings auch Avastin bzw. Lucentis oder Macugen injiziert.

Laserung

Bei der Laserung werden die Gefäße behandelt, indem das umgebende Gewebe mit einem Laser erhitzt und somit defekte leckende Gefäße zerstört werden. Diese Me-

thode zielt darauf ab, den Austritt von Blut und Flüssigkeit in das umliegende Netzhaut-Gewebe einzudämmen und das Wachstum der Gefäße aufzuhalten, um so den Verlauf der Krankheit zu verlangsamen.

Bei jeder Laserung wird unweigerlich auch gesundes Netzhaut-Gewebe zerstört, und es kommt zu sogenannten Skotomen (Gesichtsfeld-Ausfällen). Die Laserung führt zu einer Narbenbildung, die in ganz seltenen Fällen zu einer sogenannten Traktions-Ablatio führen kann. Dabei wird die Netzhaut im gelaserten Bereich abgelöst und verliert ihre Funktion.

Das Verfahren der Laserung bietet gute Chancen, um den Verlauf der Makula-Degeneration zu verlangsamen

Statistisch gesehen ist die Seh-Fähigkeit eines gelaserten Auges nach zwei Jahren häufig besser als bei einem unbehandelten. Deshalb ist es in vielen Fällen sinnvoll, der Laserung trotz gewisser Rest-Risiken zuzustimmen, um einen eventuell beschleunigten Verlauf der Erkrankung zu verlangsamen.

Photo-Dynamische Therapie

Die Photo-Dynamische Therapie (PDT) hat dasselbe Ziel wie die Laserung, bietet jedoch gegenüber dieser den Vorteil, dass auch Bereiche nahe der Makula behandelt werden können, ohne dass die Gefahr der Erblindung im

zentralen Sehen besteht. Dem Patienten wird der Wirkstoff Verteporfin appliziert, anschließend wird die Netzhaut mit einem speziellen Rotlicht-Laser bestrahlt, wodurch der Wirkstoff aktiviert wird und die wuchernden Gefäße verschlossen werden. Wie bei der Laserung zielt auch diese Behandlung darauf ab, das Voranschreiten der Erkrankung zu verlangsamen oder aufzuhalten.

Häufig berichten Patienten, dass sich nach einer Photo-Dynamischen Therapie oder Laserung Verzerrungen oder Wellen-Linien zurückgebildet haben. Dies wird von vielen Betroffenen als eine Verbesserung der Seh-Fähigkeit empfunden. Bei vielen Patienten bilden sich zu einem späteren Zeitpunkt erneut Gefäße, die dann wieder behandelt werden müssen. Da die Therapie mit Laser und die Photo-Dynamische Therapie eine Art Verödung der Gefäße darstellen, ist dem Praktiker sofort einsichtig, warum manchmal im Anschluss an die Behandlung neue Gefäße entstehen. Dies dürfte auch nicht weiter überraschen, denn die Ursachen, die zur Degeneration der Netzhaut geführt haben, werden schließlich nicht behandelt, sondern die Behandlung zielt einzig auf die Beseitigung von Symptomen. Selbst wenn es gelingen sollte, dem Gefäß-Wachstum Einhalt zu gebieten, das heißt die feuchte in die trockene Form überzuleiten, wird die Netzhaut in den von der trockenen Makula-Degeneration befallenen Arealen weiter verkümmern.

Das bedeutet, dass die Degeneration der Netzhaut durch eine Laserung oder Photo-Dynamische Therapie verlangsamt werden kann. Ein Stillstand der Erkrankung ist mit diesen Methoden aufgrund der beschriebenen Wirk-Mechanismen eher selten möglich. Aber viele Patienten sind dankbar, wenn der Prozess der Erblindung verlangsamt wird.

Netzhaut-Rotation

Zu den neueren Methoden der Schulmedizin zählt die Netzhaut- oder Makula-Rotation. Es handelt sich hier um einen operativen Eingriff, der meist nur bei der feuchten Form der Makula-Degeneration durchgeführt wird. Dabei wird der befallene Teil der Netzhaut vom Untergrund abgetrennt, die Gefäße darunter werden entfernt, anschließend wird die Netzhaut auf einer als gesund befundenen Stelle angebracht. Durch dieses Verfahren kippt das vom Patienten gesehene Bild, so dass in einer zweiten Operation mehrere Augen-Muskeln operativ verändert werden, um das Auge soweit zu drehen, dass der Patient wieder eine normale Wahrnehmung zurückerhält.

Diese Operation ist unseres Wissens erst an relativ wenigen Patienten vorgenommen worden, so dass noch keine ausreichenden Erfahrungen mit dieser Methode vorliegen. Ob dieses Verfahren gegenüber dem natürlichen

Verlauf der Erkrankung irgendwelche Vorteile bietet, ist noch nicht nachgewiesen. Nachteile der Operation sind laut Prof. Kirchhof von der Uniklinik Köln Verwirrungen des Patienten durch die Bild-Verkippung und das Risiko der Netzhaut-Ablösung durch unerwünschte Narben-Bildung.

In einer Studie mit 20 Patienten gelang es bei drei Augen nicht, die Makula genügend weit aus dem defekten Bereich zu verlagern, bei einem Auge kam es nach der OP zu einem Netzhaut-Riss, bei dreien zu einer umschriebenen Netzhaut-Ablösung, bei zweien bildete sich eine neue Gefäß-Membran, und bei zwei weiteren erkrankte als Resultat des Eingriffes die Hornhaut.

Vitamine

Viele Augenärzte empfehlen den Betroffenen, spezielle Vitamin-Mischungen einzunehmen. Dadurch soll der Augen-Stoffwechsel angekurbelt werden, um den Krankheitsverlauf zu verlangsamen. Die Studie AREDS (Age-Related Eye Disease Study) zeigte 2001, dass durch die Einnahme von speziellen Vitamin-Präparaten die Makula-Degeneration in fortgeschrittenen Stadien nur bei 20 Prozent der Erkrankten in eine schwere Verlaufsform überging. In einer Vergleichsgruppe, der unwirksame Placebos verabreicht wurde, gingen 28 Prozent der Erkrankungen in eine schwere Form über. Das bedeutet, dass durch die Einnahme von Vitamin-Präparaten der Verlauf der Erkrankung in

einigen Fällen verlangsamt werden konnte. Ein Stillstand der Erkrankung oder eine Verbesserung der Seh-Schärfe wurde durch Vitamine nicht erreicht.

Unseres Erachtens ist eine Vitamin-Gabe nur sinnvoll, wenn ein Vitamin-Mangel nachgewiesen ist. Deshalb sollte beim Patienten zu allererst ein Vitamin-Spiegel erstellt werden, bevor entsprechende Präparate verabreicht werden. Liegt kein Vitamin-Mangel vor, ist die Gabe von hochdosierten Vitaminen eher fragwürdig, denn diese können zu verschiedenen Erkrankungen führen. So mussten sich 7,5 Prozent der Patienten, die an der ARED-Studie teilgenommen hatten, in medizinische Behandlung begeben, weil sie Probleme im Prostata- und Urogenital-Bereich aufwiesen. In manchen Fällen kam es zu Anämien, die auf die Wirkung von Zink zurückgeführt wurden, das in dem untersuchten Vitamin-Präparat vorhanden war. Des Weiteren wurde berichtet, dass das verwendete Beta-Karotin bei Rauchern und ehemaligen Rauchern kontraindiziert sei, da frühere Studien einen Zusammenhang zwischen Beta-Karotin und Lungenkrebs bei Rauchern gezeigt haben. Deshalb sollten nur solche Präparate angewendet werden, die auf den Patienten individuell abgestimmt sind.

Eine aktuelle Vitamin-Studie aus dem Jahr 2007 mit mehr als 300.000 ausgewerteten Patienten-Daten ergab (JAMA, amerikanisches Ärzteblatt 02/07), dass die Einnahme künstlicher Vitamine die Lebenserwartung deutlich verkürzt. Die Angaben lauteten:

- *Vitamin E verkürzt die Lebenserwartung um 4 Prozent*
- *Beta-Karotin um 8 Prozent*
- *und Vitamin A sogar um sage und schreibe 16 Prozent!*

Als Ursache dafür wird angenommen, dass den Präparaten die in der Natur vorhandenen Zusatz-Stoffe fehlen, die eine gesunde Vitamin-Aufnahme im Körper erst ermöglichen. So enthält ein Apfel nach Angaben verschiedener Forschungs-Institute über 400 Zusatz-Stoffe, in der Vielzahl unserer Obst- und Gemüsesorten schätzt man sogar, dass mindestens 30.000 Zusatz-Stoffe enthalten sind. Erst das Zusammenspiel all dieser Zusatz-Stoffe erlaubt dem Körper die gesunde Verwertung der Vitamine. Fehlen diese, kommt es zur sogenannten Vitaminose (Vitaminvergiftung) mit entsprechenden gesundheitlichen Beschwerden. Die Einnahme solcher Präparate ist deshalb aus naturheilkundlicher Sicht nicht zu empfehlen.

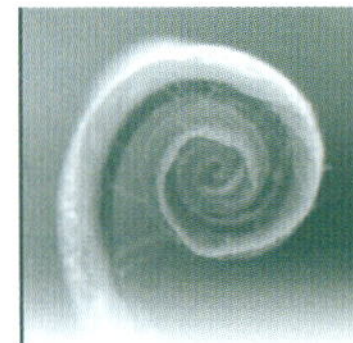

Es kann da nur die alte Empfehlung gelten: Ernähren Sie sich gesund und natürlich vitaminreich. Die Einhaltung dieser einfachen Regel hat noch keinem geschadet und führt bei konsequenter Umsetzung bei den meisten Menschen zu einer Besserung des Gesamt-Wohlbefindens. Im Anhang dieses Buches finden Sie eine Fülle von Literatur-Tipps, die Ihnen helfen können, ein für Sie optimales Ernährungs-Programm aufzustellen.

VEGF-Hemmer wie Avastin, Lucentis und Macugen

Seit etwa zwei Jahren werden Patienten, die unter einer feuchten Makula-Degeneration leiden, VEGF-Hemmer direkt in das erkrankte Auge gespritzt. Bei diesen Wirkstoffen handelt es sich um Medikamente, die ursprünglich zur Behandlung von Darmkrebs gedacht waren. Diese Mittel sollen das Gefäß-Wachstum bei Darmkrebs verlangsamen oder stoppen. Da bei der feuchten Makula-Degeneration auch ein Gefäß-Wachstum im Bereich der Netzhaut stattfindet, wird der Wirkstoff heute auch bei Augen-Patienten eingesetzt. Der Avastin-Hersteller ließ kürzlich (09/2007) verkünden, dass Avastin „aus technischen Gründen“ für die Behandlung am Auge nicht geeignet sei. Zudem ist es bis heute (07/2008) für die Behandlung am Auge nicht

zugelassen. Mit dieser Aussage hat das Unternehmen die Hoffnungen vieler Patienten zerstört.

Vielleicht wird Avastin in Zukunft durch das Medikament Lucentis ersetzt werden, das allerdings trotz eines ähnlichen Wirkstoffs wesentlich teurer ist. Lucentis ist jedoch für die Therapie am Auge ebenso wie Macugen zugelassen. Leider haben VEGF-Hemmer teils erhebliche Neben-Wirkungen, so dass ein Eingriff gewisse Risiken birgt. Im Folgenden möchten wir Ihnen einige der Neben-Wirkungen von VEGF-Hemmern nennen. Die unten stehenden Informationen sind den Fachinformationen der Firma Novartis Pharma entnommen (2007).

- Lucentis wird für die Anwendung bei Kindern und Jugendlichen aufgrund des Fehlens von Daten zur Unbedenklichkeit nicht empfohlen.
- Zur Behandlung anderer Gruppen als Kaukasier liegen nur begrenzte Erfahrungen vor, da es fast ausschließlich an dieser Bevölkerungsgruppe getestet wurde.
- Im Folgenden nun eine kleine Auswahl von möglichen Neben-Wirkungen am Auge, die in Studien aufgetreten sind:

- Sehr häufig (bei mehr als 10 Prozent der Behandelten): Einblutungen in die Retina (Netzhaut), Erhöhung des Augen-Innendruckes, Glaskörper-Abhebungen, Beeinträchtigung der Seh-Fähigkeit, Visus-Verschlechterung (das heißt, man sieht nach der Behandlung schlechter als vorher).
- Häufig (bei ein bis 10 Prozent der Behandelten auftretend): unter anderem Makulopathie (dabei handelt es sich um eine Erkrankung der Makula)
- Gelegentlich (nur bei maximal ein Prozent der Behandelten aufgetreten): Netzhaut-Degeneration, Licht-Empfindlichkeit, Engwinkel-Glaukom, Uveitis, Glaskörper-Blutung, Netzhaut-Einriss, Einblutungen ins Auge, Hornhaut-Ödem.

Der bekannte Kardiologe Dr. Ruschitzka weist in Vorträgen auf besondere Risiken für Herz-Kreislauf-Erkrankte und Schlaganfall-Patienten bei Injektionen von VEGF-Hemmern hin. Entgegen bisheriger Meinung sind die VEGF-Hemmer nach einer Injektion ins Auge im ganzen Körper nachweisbar (Ophtalmologische Nachrichten 06/2008, S. 24 f.)

Sollte Ihnen Ihr Arzt zu einer Injektion raten, dann lassen Sie sich bitte ausführlich über Chancen und Risiken aufklären. Laut medizinischen Fach-Veröffentlichungen ist bislang

ungeklärt, ob es sich um eine Art Dauer-Therapie handelt, da sich „stets eine erneute Verschlechterung des Visus (der Sehkraft) im Verlauf einer gewissen Zeit nach Injektionen zeigt“. Jede Verschlechterung macht dann unter Umständen eine erneute Injektion (die darüber hinaus auch noch sehr kostspielig ist) mit erneuten Risiken notwendig.

Wie Naturheilkunde bei Makula-Degeneration helfen kann

Die naturheilkundlichen Therapie-Verfahren zielen vor allen Dingen darauf ab, den Stoffwechsel des Auges zu verbessern. Wie wir bereits zuvor beschrieben haben, werden verschiedene Faktoren als ursächlich bei der Entstehung der Krankheit betrachtet. Im Folgenden ergänzen wir die Liste um einige Faktoren, die im Zusammenhang mit Makula-Degeneration und anderen Augen-Krankheiten häufig zu beobachten sind:

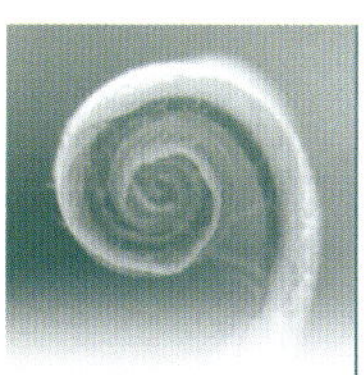

- *Stoffwechsel-Störungen*
- *Sauerstoff-Mangel*
- *Arteriosklerose und daraus resultierend eine*
- *Durchblutungs-Störung*
- *Blendung durch intensives Licht*

- *Psychische Belastungen*
- *Umwelt-Gifte*
- *Strahlen-Belastungen*
- *Elektro-Smog*
- *Medikamente*
- *Fehl-Ernährung*

Dazu treten im fortgeschrittenen Alter meist zusätzlich Organ-Schwächen auf, die aus Sicht der Traditionellen Chinesischen Medizin den Stoffwechsel am Auge behindern. Dazu zählen

- *Latente oder manifeste Nieren-Störungen*
- *Leber-Probleme, die sich häufig durch einen erhöhten Cholesterin-Spiegel äußern (Cholesterin wird in der Leber produziert!)*
- *Milz-Schwäche. Die Milz ist aus Sicht der Naturheilkunde der „Meister des Bindegewebes". Eine geschwächte Milz führt zu Problemen mit dem Bindegewebe bis hin zu Gefäß-Schwächen und Problemen mit dem Bewegungs-Apparat.*

- *Schilddrüsen-Störungen. Die Schilddrüse ist häufig ein Indikator für Störungen tief im Inneren der verschiedenen Gewebe-Zellen durch „Zell-Vergiftung".*
- *Darm-Störungen. In vielen Fällen ist aus naturheilkundlicher Sicht eine begleitende Darm-Sanierung notwendig, um die Entgiftung des Körpers zu forcieren.*
- *Störungen der Bauchspeichel-Drüse, die Seh-Störungen begleiten können.*

Aus dieser Aufzählung ergeben sich die Bestandteile einer sinnvollen naturheilkundlichen Therapie bei Makula-Degeneration:

1. *Augen-Akupunktur*
2. *Komplex-Homöopathie zur Ausheilung oder Linderung der verschiedenen Organ-Schwächen beziehungsweise zur Entgiftung des Körpers (denken Sie daran, Sie sind nicht krank, sondern Ihr Organismus ist mit Giften belastet)*
3. *Augen-Training*
4. *Atem-Therapie*
5. *Farb-Therapie*

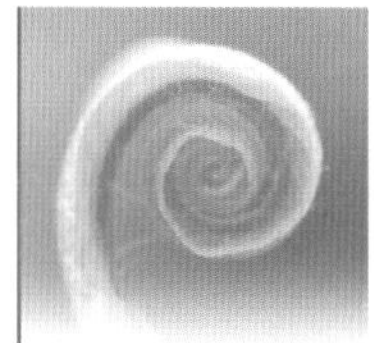

6. *Ernährungs-Umstellung*
7. *Hypnose, autogenes Training, Mental-Training*

Die Reihenfolge der Aufzählung dieser Therapien entspricht ihrer Wirksamkeit. Augen-Akupunktur, von einem erfahrenen Heilpraktiker oder Therapeuten durchgeführt, zeigt die rascheste Wirkung, da dieses Verfahren die Durchblutung am Auge innerhalb kurzer Zeit bereits anregen kann (über die Augen-Akupunktur können Sie sich im III. Teil dieses Buches auf Seite 93 genauer informieren).
Die Ernährungs-Umstellung, die wir an sechster Stelle genannt haben, wirkt dagegen sehr langsam, da erst eine Zell-Entgiftung und Organ-Reinigung stattfindet, bevor sich diese am Stoffwechsel des Auges auswirken kann. Trotz ihrer langsamen Wirksamkeit ist eine gesunde Ernährung aber äußerst wichtig, um den Zellstoff-Wechsel im Körper nicht zusätzlich zu belasten.

Die Schritte 1 bis 7 sind bei der naturheilkundlichen Behandlung der Makula-Degeneration von großer Bedeutung, um das Therapie-Ziel zu erreichen. Achten Sie deshalb bei der Wahl Ihres naturheilkundlichen Therapeuten darauf, ob dieser wenigstens vier dieser Behandlungen anbietet, damit Sie echte Aussichten auf Erfolg haben.

Ein 42-jähriger Patient betrat 2004 aufgeregt eine Praxis für alternative Augen-Therapien. Wie er berichtete, wurde er bei Theater-Proben auf der Bühne vom Scheinwerfer-Licht dermaßen stark geblendet, dass er anschließend nicht mehr richtig lesen konnte. Er vermutete eine Netzhaut-Blutung, wie sie bereits in seiner Vorgeschichte des öfteren aufgetreten war. Der Therapeut empfahl dem Patienten, sofort zum Augen-Arzt zu gehen und die Ursache der Seh-Verschlechterung abklären zu lassen.

Am nächsten Morgen rief der Patient besorgt an. Laut Aussagen des Augen-Arztes sei eine Laserung diesmal nicht möglich, da die Netzhaut-Blutung zu nahe an der Makula liegen würde. In den Jahren zuvor wurde der Patient auf seinem schlechteren Auge bereits zweimal mit der Photo-Dynamischen Therapie (PDT) behandelt, die Augen verschlechterten sich weiter. Auch aufgrund dieser schlechten Erfahrungen mit der PDT riet der Augen-Arzt von einer weiteren solchen Behandlung ab. Eine Alternative zeichnete sich für den Patienten zunächst nicht ab.

Die Erfahrungen der Naturheilkunde zeigen jedoch, dass Blutungen in vielen Fällen positiv durch eine spezielle Stirn-Akupunktur und Homöopathie beeinflusst werden können, wenn möglichst nahe am Zeitpunkt der Blutung therapiert wird.

Der Therapeut empfahl dem Patienten eine vier Tage dauernde Kombi-Therapie aus Akupunktur, Licht-Therapie, Magnetfeld-Therapie und Homöopathie. Zu Beginn der naturheilkundlichen Therapie ergab eine Visus-Messung auf dem betroffenen Auge eine Seh-Schärfe von 36 Prozent. Das andere Auge war durch die jahrelange Makula-Degeneration bereits auf 10 Prozent herabgesetzt. Es wurden 20 Stirn-Akupunkturen an insgesamt vier Tagen durchgeführt. Zusätzlich erfolgten weitere naturheilkundliche Anwendungen wie Licht- und Magnetfeld-Therapie. Als homöopathisches Notfall-Medikament wurden Lachesis C 1000 und Arnica C 200 dem Patienten verordnet. Am Ende des vierten Behandlungs-Tages ergab eine erneute Visus-Messung eine Seh-Schärfe von nunmehr 56 Prozent auf dem von der Netzhaut-Blutung betroffenen Auge und 14 Prozent auf dem anderen. Der Patient berichtete erleichtert, dass er wieder lesen könne. Ein halbes Jahr später stellte er sich wieder in der Praxis für eine von ihm gewünschte Therapie-Auffrischung von drei Tagen vor. Der Visus beträgt jetzt (06/2008) 70 Prozent auf dem besseren Auge und weiterhin 14 Prozent auf dem anderen.

Zu den einzelnen Therapie-Schritten erhalten Sie weitere Informationen in den dazugehörigen Kapiteln im III. Teil dieses Buches. Nehmen Sie sich ein wenig Zeit, und lesen Sie die Kapitel in aller Ruhe durch, bevor Sie die entsprechenden Empfehlungen selbst umsetzen.

2005 kam ein 38-jähriger junger Handwerksmeister verzweifelt in eine Praxis für alternative Augen-Therapien. In einer Augen-Klinik wurde die Diagnose juvenile Makula-Degeneration gestellt. Der Patient litt bereits seit seinem 17. Lebensjahr an immer schlechter werdender Seh-Kraft. Aber erst jetzt wurde ihm die Diagnose Makula-Degeneration mitgeteilt. Ihm wurde vom betreuenden Arzt empfohlen, seinen Beruf aufzugeben und in Frührente zu gehen. Der Patient hatte zwei kleine Kinder und gerade ein neues Haus gebaut. Eine Frührente hätte seinen Ruin bedeutet. In der ausführlichen Anamnese kam heraus, dass der Patient seit Beginn seiner Lehrzeit extremen Gift-Belastungen in Kanalisationen ausgesetzt war. Die 20 Jahre lange Intoxikation (Vergiftung) führte zu einer Verschlechterung seines Allgemein-Zustandes und seiner Augen.

Der Therapeut entschied sich neben Akupunktur zu einer massiven Gift-Ausleitung und Darm-Sanierung. Gleichzeitig wurde das Immun-System aufgebaut und die Leber entgiftet. Nach kurzer Zeit bildete

sich am Oberschenkel des Patienten ein Tennisball großes Geschwür. Die Gifte wurden offensichtlich über die Haut ausgeleitet. Die Haut juckte stark, und nur unter gutem Zureden des Therapeuten hielt der Patient die Entgiftung weiter durch. Nach drei Monaten heilte das Geschwür ab. Die Entgiftung wurde fortgesetzt, zwischendurch wurde akupunktiert. Nach sechs Monaten meldete sich das Geschwür nochmals für etwa vier Wochen zurück. Aufgrund der Schwere des Falles musste der junge Mann etwa ein Jahr lang entgiften. Heute geht der Patient weiter seiner Arbeit nach. Er ist inzwischen in seiner Firma zum Abteilungsleiter befördert worden, kann weiterhin Auto fahren und seine Familie ernähren. (Stand 06/2008)

Abschließend möchten wir Ihnen noch ein paar Hinweise geben, die Sie bei Makula-Degeneration im Alltag beachten sollten, um Ihre Augen nicht unnötigen Risiken und Belastungen auszusetzen:

- *Schützen Sie Ihre Augen vor Blendung. Manche Patienten verlieren einen Teil ihres Augen-Lichts innerhalb kürzester Zeit, nachdem sie massiver Licht-Belastung ausgesetzt waren.*

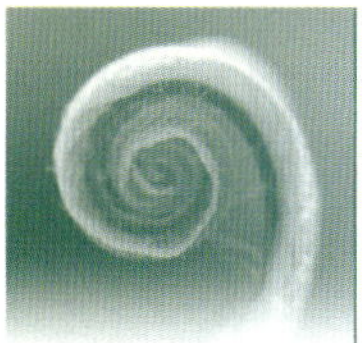

- *Überfordern Sie Ihren Körper nicht.*

- *Meiden Sie bei der feuchten Makula-Degeneration Ginkgo-Präparate, die die Durchblutung allgemein anregen sollen. Diese können möglicherweise bei Netzhaut-Blutungen oder Flüssigkeits-Austritt die Situation zusätzlich verschlechtern.*

- *Kontrollieren Sie die Packungs-Beilagen Ihrer Medikamente auf Neben-Wirkungen, die Ihre Augen betreffen und möglicherweise zu Seh-Verschlechterungen führen können. Besprechen Sie Ihre Bedenken mit Ihrem Arzt.*

- *Laut einer Studie von Dr. Johann Seddon von der Harvard-Universität ist das Risiko, an Makula-Degeneration zu erkranken, um 43 Prozent geringer bei Menschen, die über die Nahrung viel Karotin zu sich nehmen. Trinken Sie also täglich wenigstens zwei Gläser frisch gepressten Möhrensaft! Das darin enthaltene Beta-Karotin senkt das Risiko, an Makula-Degeneration zu erkranken, um 41 Prozent. Kombinieren Sie Ihre Säfte mit roter Paprika. Paprika enthält Luteine und Zeaxanthin. Durch diese Stoffe wird das Risiko zusätzlich gesenkt. (Im Kapitel Ernährung auf Seite 114 finden Sie viele Tipps für gesunde und zugleich köstliche Säfte, mit denen Sie Ihren Augen viel Gutes tun können.)*

Vor allem sollten Sie sich folgendes zu Herzen nehmen:
Meiden Sie Schädliches wie

- Blendendes Licht
- Alkohol
- Zucker und Weißmehl-Produkte (Laut einer Studie der Tufts-Universität in Boston erhöhte der übermäßige Verzehr dieser Produkte das Risiko, an Makula-Degeneration zu erkranken, um 10 Prozent.)
- Nikotin
- Fleisch (unbedingt reduzieren)
- Sonnenblumenöl (Omega-6-Fettsäuren, diese sind entzündungsfördernd)

Tun Sie sich stattdessen Gutes

+ Bei Blendung Sonnen-Brille tragen
+ Gesunde und abwechslungsreiche Kost mit Obst und viel Gemüse
+ Frische Frucht- und Gemüsesäfte
+ Leinöl (Omega-3-Fettsäure, diese sind entzündungshemmend)

+ Entspannung (gönnen Sie sich ein 20-minütiges Mittagsschläfchen, und gehen Sie abends gegen 22 Uhr ins Bett, da der Schlaf vor Mitternacht der wichtigste ist)

+ Kaufen Sie sich ein Nackenstütz-Kissen. Lassen Sie sich in einem guten Bettengeschäft beraten, welches Kissen für Sie geeignet ist. Liegen Sie dort Probe! In einem guten Geschäft können Sie das Nackenstütz-Kissen, sollten Sie zu Hause feststellen, dass es nicht geeignet ist, innerhalb von drei Tagen zurückgeben. Ein Kissen ist dann ideal, wenn von einer Nacht zur anderen die Nase frei bleibt, der Harndrang fehlt und weniger oder gar keine Nacken- oder Rückenschmerzen auftreten.

+ Lassen Sie sich regelmäßig von einem Osteopathen oder Physio-Therapeuten behandeln. Einrenkungen an der Halswirbelsäule sind bei Augen-Krankheiten eventuell schädlich. Sanfte Genick-Behandlungen unterstützen jedoch Ihre Augen-Therapie. Geeignet sind unter anderem die Cranio-Sacrale Osteopathie, die Methode Dorn oder die Feldenkrais-Methode.

+ Meiden Sie Sport, der die Wirbelsäule belastet oder zu Unfällen im Kopf-Bereich führen kann. Patienten mit Augen-Leiden sollten Karate, Judo, Skifahren, Bungee-Jumping, Fallschirm-Springen, Boxen und

Ähnliches meiden, denn dabei kann es leicht zu Rücken- oder Kopfverletzungen kommen. Ebenso kann möglicherweise ein Fußball, der den Kopf trifft, zu irreparablen Schäden in der Seh-Rinde und somit zu Seh-Verschlechterungen führen. Empfohlen werden Wandern, Schwimmen, Nordic Walking oder Rücken-Training beispielsweise nach der Kieser-Methode.

+ Achten Sie darauf, dass Sie Ihr Genickgelenk nicht zu stark belasten beispielsweise durch das Heben schwerer Lasten unter Dreh-Bewegungen, starkes Dehnen des Nackens oder Tätigkeiten in gebückter Haltung.

+ Nehmen Sie zusätzliche Mineral-Stoffe ein:

+ Zink: Bei Makula-Degeneration liegt die Empfehlung deutlich höher als früher angenommen bei 80 bis 100 mg täglich. Dies entspricht beispielsweise 6 Tabletten Curazink am Tag! Diese Dosis gilt nur bei Makula-Degeneration. Bei bekannter Nieren-Insuffizienz sollten Sie kein zusätzliches Zink einnehmen.

+ Selen (richten Sie sich bei der Dosierung nach den Angaben des Herstellers).

+ Vitamin B 12 täglich einnehmen (auch hier empfehlen wir, sich bei der Dosierung nach den Angaben des Herstellers zu richten).

- Mischen Sie täglich einen Esslöffel kaltes Leinöl in Ihr Essen.
- Führen Sie sich ausreichend Vitamin D über Lebertran zu.
- Coenzym Q 10, 2 mal täglich 30 mg einnehmen.

Diese Medikation können Sie ruhig mit Ihrem Therapeuten besprechen. Bedenken Sie allerdings, dass eine ausführliche Anamnese (Aufnahme der Kranken-Geschichte) besser geeignet ist, um passende, auf Ihren eigenen Körper abgestimmte Medikamente auszuarbeiten. Wenden Sie sich dafür an einen in der Komplex-Homöopathie oder anderen Naturheil-Verfahren versierten Therapeuten.

Diabetische Retinopathie

Bei der diabetischen Retinopathie handelt es sich um eine fortschreitende Schädigung der Netzhaut mit zunehmendem Seh-Verlust. Im schlimmsten Fall führt die diabetische Retinopathie im Endstadium zur Erblindung.

Ursache für die Zerstörung der Netzhaut sind Gefäß-Veränderungen, die durch den Diabetes (Zucker-Krankheit) hervorgerufen werden. Die Gefäße werden brüchig, und es können Flüssigkeit und Proteine (Eiweiße) aus den Gefäßen austreten. Durch Gefäß-Verschlüsse kann es zudem

zu Netzhaut-Blutungen und zu kleinen Infarkten in der Nervenfaser-Schicht kommen. Häufige Komplikationen sind Netzhaut-Ablösungen und Löcher in der Netzhaut, aber auch die Entwicklung eines Sekundär-Glaukoms (erhöhter Augen-Innendruck in Folge der Zuckerkrankheit). Die diabetische Retinopathie ist in der westlichen Welt die häufigste Erblindungs-Ursache in der Alters-Gruppe zwischen 20 und 65 Jahren.

Laut schulmedizinischer Fach-Literatur kann die diabetische Retinopathie an sich nicht medikamentös behandelt werden. Therapie der Wahl ist vor allem bei Blutungen und Gefäß-Neubildungen (Neo-Vaskularisationen) eine Laser-Behandlung. Diese kann oftmals sofort kleinere Blutungen stillen und Gefäße veröden. So gelingt es in vielen Fällen, den fortschreitenden Verlust der Seh-Kraft zu verlangsamen. Allerdings verursacht jede Laserung kleinere Schäden der Netzhaut, wobei Seh-Zellen zugrunde gehen. Im schlimmsten Fall kann in Folge einer Laserung sogar eine Netzhaut-Ablösung ausgelöst werden, was zu massiven Seh-Beeinträchtigungen führen kann.

Bei immer wiederkehrenden Glaskörper-Blutungen oder bei Netzhaut-Ablösungen besteht allerdings auch die Möglichkeit einer Operation (Vitrektomie) mit einer Gas- oder Silikon-Tamponade zur Stabilisierung der Netzhaut.

Über Chancen und Risiken lassen Sie sich bitte von Ihrem Augen-Arzt oder Ihrer Augen-Klinik aufklären.

Falls Sie unter einer diabetischen Retinopathie leiden, sollten Sie unbedingt folgende Regeln beachten:

1. Typ-I-Diabetiker müssen fünf Jahre nach Krankheits-Beginn jährlich, zehn Jahre nach Krankheits-Beginn und in der Schwangerschaft oder Pubertät vierteljährlich augenärztlich untersucht werden, um Frühschäden zu erkennen und abzuwehren.

2. Typ-II-Diabetiker müssen ebenfalls jährlich untersucht werden. Falls sich Anzeichen einer Netzhaut-Veränderung zeigen, ist eine vierteljährliche Untersuchung notwendig.

3. Der Blutzucker muss vom behandelnden Arzt bestmöglich eingestellt werden.

Wird der Blutzucker optimal eingestellt und erfolgt gegebenenfalls bei Kontrollen eine adäquate Laser-Therapie, ist die Wahrscheinlichkeit eines schweren Seh-Verlusts geringer als 5 Prozent.

Wie Naturheilkunde bei diabetischer Retinopathie helfen kann

Augen-Akupunktur hat sich als wichtigste naturheilkundliche Hilfe erwiesen, um die Sehkraft bei Diabetes aufrechtzuerhalten oder zu verbessern. Die Akupunktur-Behandlung sollte aber intensiv und konsequent durchgeführt werden, um die Sehkraft zu stabilisieren oder zu verbessern. Eine einmalige Akupunktur pro Woche bei diabetischer Retinopathie ist so gut wie aussichtslos. Unserer Erfahrung nach sollten wenigstens 20 Akupunkturen innerhalb einer Woche als Initial-Behandlung von einem spezialisierten Therapeuten durchgeführt werden, um zum Erfolg zu kommen. Gut ist es, wenn der Therapeut zusätzlich zur Akupunktur auch Erfahrung mit naturheilkundlichen Medikamenten hat, die er begleitend zur Akupunktur-Therapie mit Hilfe seiner diagnostischen Möglichkeiten wie zum Beispiel der Gesichts- und Zungen-Diagnostik für den Patienten ausarbeitet.

Augen-Akupunktur hat sich bei diabetischer Retinopathie als optimale Therapie erwiesen

Natürlich muss der Diabetes als Grund-Erkrankung in die Behandlung mit einbezogen werden. Eventuell ist eine Ernährungs-Umstellung nach Bruker oder Dr. Georg Schnitzer eine große Hilfe, um die Folgen des Diabetes zu lindern oder Spät-Folgen zu vermeiden (s. auch www.dr.schnitzer.de „Diabetes heilen“).

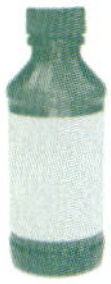

Zusätzliche komplex-homöopathische Präparate wie beispielsweise Regenaplex 33/5 und 33/za, aber auch energetisierte Atemluft können dabei helfen, den Blutzucker zu senken und zu stabilisieren. Es ist empfehlenswert, eine Gefäß-Therapie von einem erfahrenen Naturheilkunde-Therapeuten durchführen zu lassen, um die Spät-Folgen der Erkrankung zu lindern.

Liegen Netzhaut- oder Glaskörper-Blutungen vor, raten wir Ihnen, folgende naturheikundlichen Präparate bis zum Termin in der Klinik einzunehmen:

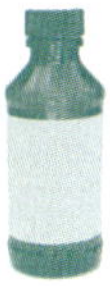

- *5 mal täglich 8 Tropfen Regenaplex 34 a*
- *Alternativ oder zusätzlich: Traumeel-Tabletten, am ersten Tag stündlich eine Tablette unter der Zunge zergehen lassen, jedoch sollten Sie nicht mehr als 10 Tabletten an einem Tag zu sich nehmen, ab dem zweiten Tag 3 Tabletten täglich einnehmen.*
- *Alternativ: Arnica D 6, stündlich eine Tablette, aber nicht mehr als 10 Tabletten am ersten Tag, ab dem zweiten Tag drei Tabletten täglich*
- *Alternativ: Lachesis D 6, stündlich eine Tablette, aber nicht mehr als 10 Tabletten am ersten Tag, ab dem zweiten Tag drei Tabletten täglich*

Einige unserer Patienten hatten gute Erfolge, indem sie diese Mittel kombinierten. Es ist deshalb sinnvoll, wenn Sie diese Medikamente für solche Notfälle in Ihrem Arzneimittel-Schrank aufbewahren.

Wenn Sie bis zum Termin in der Klinik noch Zeit haben, empfehlen wir Ihnen als erste Maßnahme die Augen-Akupunktur. Wir haben in vielen Fällen festgestellt, dass Netzhaut-Blutungen nach ein bis drei Tagen intensiver Akupunktur stoppten, und das Blut soweit resorbiert wurde, dass die alte Seh-Kraft wieder hergestellt wurde – und das ganz ohne Lasern.

Grüner Star (Glaukom)

Unter dem Begriff Grüner Star werden viele unterschiedliche Augen-Erkrankungen zusammengefasst. Allen diesen Erkrankungen ist gemeinsam, dass Nerven-Zellen des Auges und die Sehnerven degenerieren. Schäden am Sehnervenkopf, Gesichtsfeld-Ausfälle bis hin zur Erblindung sind häufig die Folge.

Als einer der Hauptrisiko-Faktoren gilt ein erhöhter Augen-Innendruck.

Der normale Augen-Innendruck liegt zwischen 12 mmHg und 22 mmHg, Schwankungen im Tagesverlauf um bis zu 5 mmHg sind normal. Ältere Menschen haben durchschnittlich einen höheren Augen-Innendruck.

Auch andere wichtige Faktoren sind noch zu erwähnen: Durchblutungs-Störungen, immunologische Erkrankungen, das Absterben von Nerven-Fasern durch Über-Erregung haben in den letzten Jahren an Bedeutung gewonnen. Psychische Belastungen wie Stress, aber auch eine ständige Reizung durch TV-Konsum spielen hierbei eine große Rolle.

Glaukom-Erkrankungen stellen weltweit die häufigste Erblindungs-Ursache dar.
Man unterscheidet dabei verschiedene Formen:

- **Offenwinkel-Glaukom**
  bei circa 92 Prozent der Erkrankten

- **Winkelblock-Glaukom**
  bei circa 7 Prozent der Erkrankten

- **Kindliches Glaukom**
  bei circa 1 Prozent der Erkrankten

- **Absolutes Glaukom** – damit wird ein am Glaukom erblindetes Auge beschrieben.

- **Normaldruck-Glaukom** – es bedeutet eine Unterversorgung des Sehnervenkopfes.

- **Niedrigdruck-Glaukom** – meist Auswirkungen von besonders niedrigem Blutdruck

- **Sekundär-Glaukome** – kommen bei anderen Augen-Erkrankungen wie Uveitis, Augenvenen-Thrombosen, diabetischen Augen-Erkrankungen oder auch bei unspezifischen Blutungen vor.

In fast allen Fällen liegt also ein erhöhter Augen-Innendruck vor.

Das bedeutet, dass der Kreislauf des sogenannten Kammer-Wassers, der intraokularen Flüssigkeit, gestört ist. Sehr oft liegt das Problem an einem Abfluss-Hindernis; seltener findet eine Überproduktion des Wassers statt.

Die hier üblicherweise verwendeten Medikamente wirken auf die Produktion der intraokularen Flüssigkeit ein und auch auf die körpereigenen Abfluss-Mechanismen. Leider haben gerade Beta-Blocker eine sehr starke Herz-Kreislauf-Wirksamkeit. Hier ist also gut abzuwägen zwischen dem Nutzen und den Risiken.

Eine weitere zur Zeit gebräuchliche Medikamenten-Gruppe sind die Prostaglandine. Durch diese Mittel soll das überschüssige Wasser über Nebenwege des Körpers abgeführt werden.

Das älteste gebräuchliche Medikament ist das Mittel Pilocarpin. Durch Beeinflussung der Nerven (Nervus Parasympathikus) wird eine Kammerwinkel-Erweiterung her-

beigeführt. Als Folge ist eine starke Pupillen-Verengung unvermeidlich. Die meisten Patienten empfinden die Verengung als äußerst unangenehm und störend.

Wenn sich der erhöhte Augen-Innendruck nicht durch die Gabe von Medikamenten normalisieren lässt, kommen aus schulmedizinischer Sichtweise auch noch die Laser-Behandlung oder eine Operation in Betracht. Beim Lasern werden zwei Methoden angewandt. Einmal wird der Teil des Auges verödet, wo das Kammer-Wasser entsteht, gleichzeitig wird durch eine mehr oder weniger gezielte Vernarbung der Abfluss des Kammer-Wassers gesteuert.

Bei der anderen Möglichkeit wird der Abfluss-Weg des Wassers durch die Laser-Schnitte erweitert.

Als direkte Operation wird an der Lederhaut des Auges eine künstliche Abfluss-Fistel von der Augen-Vorderkammer zur Bindehaut geschaffen.

Bei einer anderen Operation wird das sogenannte Trabekel-Maschenwerk geöffnet und durch ein winziges Plastik-Röhrchen mit dem Schlemm-Kanal der Vorderkammer verbunden, damit das Wasser wieder gut abfließen kann.

Ein weiteres Verfahren besteht darin, die Iris leicht zu eröffnen, wenn eine sogenannte Engwinkel-Situation des Glaukoms besteht.

Wie Naturheilkunde bei Grünem Star helfen kann

Bei sehr hohem Augendruck wird immer an der ersten Stelle der Behandlung die sofortige Senkung des Drucks stehen. Aber die naturheilkundlichen Maßnahmen können auch direkt parallel dazu eingesetzt werden.

Noch bevor man mit der Augen-Akupunktur beginnt, können Enzyme, homöopathische Komplexmittel sowie Bio-Mineralien angewandt werden.

Die naturheilkundliche Heilweise ist nicht darauf ausgerichtet, nur die Symptome zu unterdrücken, sondern sie will ganz gezielt eine natürliche Verbesserung und bestenfalls eine Heilung der Erkrankung herbeiführen.

Dabei steht die Gesichts-, Schläfen-, Nacken- und Hand-Akupunktur an erster Stelle.

Durch die ausführliche Anamnese ist der Therapeut in der Lage, ganz individuell die homöopathischen Mittel für den Patienten herauszuarbeiten.

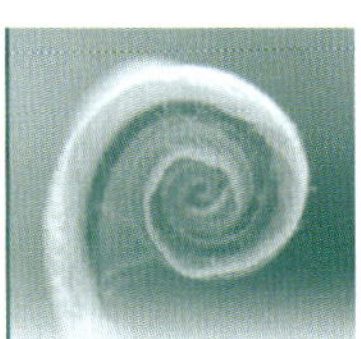

Eine 79-jährige Dame aus Sachsen litt an Grünem Star (Glaukom) und Grauem Star (Katarakt) sowie einer beginnenden trockenen Makula-Degeneration. Sie konnte nur noch mit Lupe die Zeitungs-Überschriften lesen. Ihr Augen-Arzt empfahl ihr, den Grauen Star zu operieren und vereinbarte mit ihr einen Termin in einer Klinik in Dresden. Die Patientin nahm seit Jahren

Glaukom-Medikamente, um den Augen-Innendruck zu senken. Die alte Dame bat einen alternativen Augen-Therapeuten, sie zu behandeln. Ihr Therapeut akupunktierte sie mit einer speziell kombinierten Stirn- und Hand-Akupunktur. Er injizierte Medikamente zur Ausleitung, unterrichtete die Dame in Atem-Technik und speziellen Augen-Übungen. Die Atem- und Augen-Übungen sollte die Patientin ein Leben lang beibehalten. Zusätzlich verordnete der Heilpraktiker Mineralien und komplex-homöopathische Medikamente. Das Ergebnis stellte sich nach kurzer Zeit ein. Die Operation des Grauen Stars konnte abgesagt werden. Die Dame lässt den Augen-Innendruck alle 14 Tage messen. Der Druck hat sich auf beiden Augen im Bereich von 16 bis 18 mmHg normalisiert. Die Seh-Fähigkeit hat sich verbessert, sie liest wieder ganz normal die Tages-Zeitung ohne Lupe. Erstaunlicherweise hat sich im Zuge der Therapie auch ihr Blutzucker soweit reguliert, dass sie keine Insulin-Tabletten mehr benötigt.

Weitere Stationen der natürlichen Behandlung sind der Einsatz von energetisiertem Sauerstoff, ein gezielt angewendetes gepulstes Magnetfeld, leichte, ganz sanfte Übungen für die Augen, den Nacken und den Rücken und eine spezielle Atem-Technik.

Oft sinken die Augendruck-Werte schon nach den ersten fünf Tagen der Intensiv-Behandlung auf annähernde Normalwerte. Durch die dann folgende Weiterbehandlung mit den Medikamenten aus der Naturheilkunde sowie das Weiterüben der Gesundheits-Techniken stabilisiert sich dann häufig der Augen-Innendruck auf einem Normalwert. Das möglicherweise eingeschränkte Gesichtsfeld kehrt oft Stück für Stück zurück, und der Patient spürt dann eine erhebliche Verbesserung seiner Situation.

Die schulmedizinisch verabreichten Medikamente können in der Dosierung zurückgenommen, im Einzelfall auch ganz abgesetzt werden.

Dann ist das Ziel der naturheilkundlichen Behandlung erreicht – die Senkung des Augen-Innendrucks auf den Normalwert.

Die Schädigung des Sehnervs wird beendet, und eine natürliche Regeneration kann beginnen.

Bei einigen Betroffenen verringern sich die Gesichtsfeld-Ausfälle, so dass sie einen Teil des Seh-Panoramas zurückgewinnen.

Sehnerv-Degeneration (Opticus-Atrophie)

Bei der Opticus-Atrophie handelt es sich um eine fortschreitende Schädigung des Sehnervs mit einem Verlust von Nerven-Fasern. Folgende Ursachen können dafür verantwortlich sein:

- Entzündungen des Sehnervs
- Erhöhter Augen-Innendruck (Glaukom)
- Tumore, die auf den Sehnerv drücken
- Trauma (Sturz auf Stirn oder Schläfe)
- Vergiftungen durch Nikotin- oder Alkohol-Missbrauch sowie Chemikalien wie Methanol oder Chinin
- Gewisse Medikamente können eine Opticus-Atrophie bewirken
- Verschluss der versorgenden Blut-Gefäße bis hin zum Sehnerv-Infarkt
- Multiple Sklerose

Die schulmedizinische Therapie richtet sich nach den direkt erkennbaren Symptomen.

Ursache	Schulmedizinische Therapie	Erfolgs-Aussichten
Entzündungen	Medikamente, Cortison-Therapie	Je nach Ausmaß der Zerstörung Stabilisierung bis Besserung
Glaukom	Senkung des Augen-Innendrucks	Je nach Ausmaß der Zerstörung Stabilisierung bis Besserung
Tumor	Operative Entfernung des Tumors	Das Auge erholt sich oftmals erstaunlich gut, wenn der Eingriff rechtzeitig erfolgt
Trauma		Schlechte Prognose durch oftmals massive Zerstörung verschiedener Nerven-Fasern,
Tabak-Alkohol-Missbrauch	Gabe von Hydroxo-Cobalamin, Sucht-Therapie	Bei Abstinenz des Patienten besteht Aussicht auf Besserung
Medikamente	In Absprache mit dem Arzt eventuell die Medikamente durch andere Medikamente ersetzen	Je nach Ausmaß der Zerstörung Stabilisierung bis Besserung
Gefäß-Verschluss	Akut: Infusionen, blutverdünnende Medikamente	Wird rechtzeitig gehandelt, kann das Augen-Licht oftmals gerettet werden. Je später behandelt wird, desto schlechter die Prognose

Wie Naturheilkunde bei Sehnerv-Degeneration helfen kann

Neben der notwendigen schulmedizinischen ist eine unterstützende naturheilkundliche Therapie wertvoll. Es existieren viele Natur-Präparate, die die verschiedenen Ursachen der Erkrankung berücksichtigen. Liegen beispielsweise Entzündungen im Augen-Bereich vor, werden Natur-Präparate verabreicht, die Entzündungen in den verschiedenen Augen-Abschnitten zur Ausleitung bringen sollen. Die naturheilkundliche Therapie muss auf der in der Anamnese (Fallaufnahme) festgestellten Grund-Erkrankung basieren, dann hat der Patient gute Aussichten, sein Augen-Licht zu erhalten oder seine Seh-Fähigkeit sogar zu verbessern.

Um gezielt arbeiten zu können, muss also zuerst eine Diagnose der Grund-Erkrankung und Entstehungs-Ursache durch den Augen-Arzt oder die Augen-Klinik erfolgen. Wenn der Befund vorliegt, kann sich der Patient an einen in alternativen Augen-Therapien erfahrenen Behandler wenden. Dieser kann dann auf Grundlage des Befundes und mithilfe seiner eigenen diagnostischen Möglichkeiten wie zum Beispiel der Gesicht- und Zungen-Diagnostik einen Therapie-Plan erstellen. Hier hat vor allem die Akupunktur einen ganz wichtigen Stellenwert, da diese oftmals in der Lage ist, die Durchblutung des Sehnervs anzuregen.

Wie wir schon erwähnt hatten, ist die Akupunktur häufig nur dann wirksam, wenn sie intensiv und systematisch angewendet wird. Augen-Akupunkturen, die lediglich einmal pro Woche durchgeführt werden, sind oftmals ohne Erfolg und kosten nur Geld. Es muss bei schweren Augenkrankheiten aus naturheilkundlicher Sicht intensivst akupunktiert werden, das bedeutet, dass mindestens 20 Akupunkturen mit wechselnden Kombinationen innerhalb einer Woche durchgeführt werden müssen, um Aussicht auf Erfolg zu haben! Lassen Sie sich vom Therapeuten Ihrer Wahl vorab ausführlich über Umfang und Kosten der Therapie aufklären.

Des Weiteren gehört zu einer Therapie die Wahl der geeigneten Medikamente. In der folgenden Tabelle wollen wir für Patienten und Therapeuten Möglichkeiten eines sinnvollen naturheilkundlichen Therapie-Aufbaus aufweisen:

Ursache	Therapie	Aussichten
Entzündungen	Augen-Akupunktur Nieren-, Milz- und Lymphanregung zur Ausleitung von Entzündungs-Stoffen, entzündungs-heilende Medikamente, zum Beispiel Regenaplexe, Horvi Schlangenenzyme, siehe Tabelle auf Seite 176	Bei Erfolg: Erhalt oder Verbesserung des Seh-Vermögens
Glaukom	Augen-Akupunktur Nierenanregung zur Ausleitung von Entzündungs-Stoffen, drucksenkende naturheilkundliche Präparate wie Regenaplexe oder Horvi Schlangenenzyme, zusätzlich Licht-Therapie, siehe Tabelle auf Seite 156	Bei Erfolg: Erhalt oder Verbesserung des Seh-Vermögens
Tumor	Augen-Akupunktur, um den Sehnerv zu unterstützen, begleitende Tumor-Therapie, wenn keine Operation von Seiten der Schulmedizin möglich sein sollte. Die Operation ist auf jeden Fall vorzuziehen!	unbestimmt

Ursache	Therapie	Aussichten
Trauma (zum Beispiel durch einen Sturz auf den Kopf)	Homöopathische Trauma-Mittel wie Arnica D 6, sofort einnehmen nach einem solchen Sturz! In den ersten Tagen jede Stunde eine Tablette auf der Zunge zergehen lassen! Zusätzliche Traumeel-Tabletten hochdosiert oder Traumeel-Injektionen. Zusätzlich Regenaplex Nr. 3, 5-mal tägl. 10 Tropfen auf die Zunge, anschließend baldmöglichst Augen-Akupunktur.	Je früher die Mittel gegeben werden, desto größer ist die Chance auf Regeneration
Tabak-Alkohol-Missbrauch	Ausleitung der Gifte durch Milz-, Nieren- und Lymphmittel, sowie spezielle Medikamente, die die schädlichen Stoffe ausleiten, wie Regenaplex 510 a, Sucht-Therapie mit Hypnose, Akupunktur mit Dauernadeln	Der Patient muß unbedingt mitarbeiten

Ursache	Therapie	Aussichten
Medikamente	Kopf-Akupunktur, Ausleitung der Gifte durch Milz-, Nieren- und Lymphmittel, sowie spezielle Medikamente, die die schädlichen Stoffe ausleiten, wie Regenaplex 510 a, Aloe-Therapie mit biostimulierter Aloe D2	Abhängig vom Vergiftungs-Ausmaß Die verursachenden Medikamente müssen dringend in Absprache mit dem Arzt durch andere Medikamente ersetzt werden! Dann besteht Aussicht auf Stillstand oder Besserung
Gefäß-Verschluss	Kopf-Akupunktur naturheilkundliche Gefäß-Therapie	In manchen Fällen gelingt es, das Gesichtsfeld zu verbessern und die Sehkraft zu stabilisieren

So können Sie sich selbst helfen, bis Sie einen erfahrenen Therapeuten Ihres Vertrauens gefunden haben:

Folgende Mittel kann der betroffene Patient in jedem Fall einnehmen:

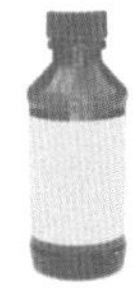

Aloe-D2 (Fa. Daniel Schumacher) 30 Tage je eine Ampulle spritzen, danach 30 Tage pausieren, anschließend wieder 30 Tage injizieren. Im Anschluss daran jede Woche zwei Ampullen injizieren. Wer nicht selbst spritzen kann, kann dieses Präparat auch einnehmen. Das Präparat muss dann allerdings mindestens drei Minuten im Mund behalten werden, bevor Sie es runterschlucken, ansonsten ist die Wirkung begrenzt.

Zusätzlich können Sie folgende Mittel einnehmen:

- *Horvi-Nukleozym comp 12,*
- *Horvi-Nukleozym comp 12 a,*
- *Horvi-Enzym-Serpalgin,*
- *Horvi-Enzym-Naja forte*

Zwei Mittel vor den Mahlzeiten und zwei Mittel nach den Mahlzeiten einnehmen und zwar je dreimal täglich von jedem Präparat circa 10 Tropfen. Die Tropfen mindestens eine Minute unter der Zunge behalten. Bitte beachten Sie die Hersteller-Angaben.

Bei Traumata bitte zusätzlich die Mittel aus der vorangehenden Tabelle einnehmen.

Es handelt sich bei den genannten Mitteln um eine Möglichkeit zur Selbsthilfe. Es ist jedoch unbedingt empfehlenswert, die Hilfe eines Naturheilkunde-Therapeuten in Anspruch zu nehmen, um mit Akupunktur und vertiefenden Medikamenten dieser schweren Augen-Krankheit beizukommen. Eine ständige Kontrolle durch Ihren Augen-Arzt ist allerdings weiterhin unbedingt notwendig.

Grauer Star (Katarakt)

Der Begriff Grauer Star bezeichnet eine Trübung der Augenlinse. Betrachtet man das Auge eines am Grauen Star erkrankten Menschen, kann man die graue Färbung hinter der Pupille erkennen.

Das auffälligste Symptom ist ein langsamer, schmerzfreier Sehkraft-Verlust. Das Bild des Sehens wird als verschwommen bezeichnet, und es tritt eine zunehmende Blend-Empfindlichkeit auf. Insgesamt hat der Betroffene den Eindruck, alles wie „durch einen Nebel" wahrzunehmen. Um helle Licht-Quellen werden Licht-Höfe beobachtet. Die Hell-Dunkel-Anpassung der Augen ist verlangsamt. Ebenfalls wird die Fähigkeit, räumlich zu sehen, zunehmend eingeschränkt.

Die Ursachen der Katarakt-Entwicklung erscheinen sehr vielfältig. Zu über 90 Prozent tritt der Graue Star bei älteren Menschen auf. Schädliche Strahlungen aller Art können

die Linse schädigen. UV-Licht, Infrarot-Licht und die Strahlung von sehr heißen Materialien zum Beispiel am Arbeitsplatz wirken sich äußerst negativ aus. Diabetes, Medikamente wie Cortison, hohe Dosierungen von Antibiotika oder Chemotherapie können ebenfalls Ursache für diese Augen-Krankheit sein. Weiterhin können auch Verletzungen des Auges zum Grauen Star führen.

In der überwiegenden Zahl der Fälle wird eine operative Therapie bei der schulmedizinischen Behandlungs-Weise angewandt.

Ein Einschnitt in die Hornhaut ermöglicht es, die Linse zu entfernen. Danach wird eine Kunststoff-Linse eingesetzt.

Eine medikamentöse Behandlung dieses Leidens ist aus herkömmlicher Sicht nicht bekannt.

Trotz der fortschrittlichen und auch sehr erfolgreichen Operations-Methoden bestehen allerdings immer noch nicht unerhebliche Risiken. Hier sind vor allem folgende zu nennen:

- Blutungen, die manchmal schwer zu stoppen sind.
- Entzündungen, die trotz wirkungsvoller Medikamente nur schwer unter Kontrolle zu bringen sind.
- Traumatische Belastungen am und im Auge, die bei einer Operation oft nicht zu vermeiden sind und erst nach mehreren Wochen oder sogar Monaten in Form von beginnender Makula-Degene-

ration auftreten. (Ophtalmologische Nachrichten 11/06, S. 17 und Zeitschrift für praktische Augenheilkunde 8/04)

Die Augen sollten bei Grauem Star und auch bei der Makula-Degeneration grundsätzlich vor der Sonne und auch vor besonders gefährlichem blauen und dunkelgrünem Licht geschützt werden.

Wie Naturheilkunde bei Grauem Star helfen kann

In der naturheilkundlichen Behandlung des Grauen Star wird über spezielle Bio-Mineralien und Enzyme der Stoffwechsel in der Linse angeregt. Detaillierte Empfehlungen zu bestimmten Mitteln und Medikamenten finden Sie in der Übersichtstabelle auf Seite 146. Durch diese völlig unschädlichen, risikoarmen Behandlungen wird innerhalb eines Zeitraumes von sechs bis zwölf Monaten die Linse des erkrankten Auges in vielen Fällen geklärt. Der Patient muss allerdings die verordneten Naturheil-Medikamente regelmäßig einnehmen, um den optimalen Erfolg zu erreichen.

Dadurch kann oftmals eine Operation vermieden werden.

III. Teil: Bewährte naturheilkundliche Methoden bei Seh-Störungen und Augen-Krankheiten

Augen-Akupunktur

Die Augen-Akupunktur ist heute Haupt-Bestandteil der naturheilkundlichen Therapie bei allen degenerativen Augen-Krankheiten wie der Makula-Degeneration, Glaukom, diabetische Retinopathie, Netzhaut-Degeneration, Retinitis Pigmentosa, Sehnerv-Degeneration und ähnlichen Erkrankungen. Dabei haben sich verschiedene Verfahren durchgesetzt. Bekannt geworden sind die Verfahren nach Dr. John Boel sowie die Schädel-Akupunktur nach Yamamoto. Es gibt noch Sonder-Verfahren wie die in unserer Praxis entwickelte besondere Form der Stirn-Akupunktur für Augen-Krankheiten, die wir in Kombination mit chinesischer Akupunktur, Ohr-Akupunktur und Akupunktur nach Yamamoto ausführen.

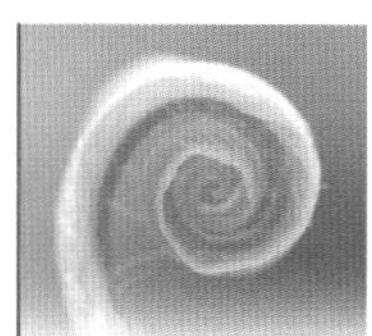

„Die Akupunktur ist ein rein energetisches Behandlungs-Verfahren, welches in der Lage ist, gestörte – aber noch nicht zerstörte – Funktions-Kreise der Netzhaut zu verbessern. Für die verschiedenen Varianten der Makula-Degeneration wurden spe-

zielle Akupunktur-Rezepte entwickelt. In einer Doppelblind-Studie wurde bewiesen, dass durch die Akupunktur-Stimulation die Zentral-Arterie des Auges besser durchblutet wird. Hiermit wäre nun auch in der Augenheil-Kunde nach wissenschaftlichen Kriterien die Wirksamkeit einer Akupunktur bewiesen." (Zitat Dr. med. Reinhard Küstermann aus „Naturarzt" Nr. 10, Okt. 2004)

Gerade die Stirn hat sich als ein Bereich herausgestellt, der direkten Bezug zu den Steuerungs-Mechanismen am Auge zu haben scheint. Wir vermuten, dass die Stirn eine Art Reflex-Zone für viele Prozesse darstellt, die mit dem Gehirn verbunden sind. Dazu gehören alle Sinnes-Leistungen. Yamamoto hatte schon vor Jahren Teile des Schädels erforscht und ein Therapie-System entdeckt, in dem auch Punkte für die Augen integriert sind.

Wird ausschließlich Akupunktur angewendet, muss diese bei manchen Patienten in regelmäßigen Abständen wiederholt werden, um die Wirkung aufrechtzuerhalten. Mögliche Faktoren dafür sind das voranschreitende Alter mit zunehmender Stoffwechsel-Problematik sowie Mangel-Ernährung, Umwelt-Belastungen, starke Licht-Einstrahlung, belastende Medikamente und das psychische Umfeld. Abhängig von diesen Faktoren können die zeitlichen

Abstände von wenigen Monaten bis hin zu vielen Jahren variieren.

Um den Erfolg der Akupunktur zu gewährleisten, ist es daher notwendig, den Patienten mit Medikamenten und anderen Maßnahmen zu unterstützen, die direkten Einfluss auf den Stoffwechsel oder die Psyche haben. Diese Maßnahmen müssen in einer gründlichen Anamnese individuell ausgearbeitet werden. Dazu gehört viel Erfahrung, weswegen wir im Anhang zum Thema Makula-Degeneration keine Medikamente nennen. Von Selbst-Medikation ist dringend abzuraten. Als Betroffener können Sie jedoch bedenkenlos die im Anhang genannten biochemischen Mittel einnehmen. Informationen zur Einnahme und Dosierung der biochemischen Mittel können Sie im Kapitel „Biochemie nach Dr. Schüßler" nachschlagen.

Zusätzlich können Sie den Stoffwechsel durch Atem-Therapie anregen. Diese kann die Erkrankung zwar nicht heilen, jedoch ist sie eine unschätzbare Hilfe, um den Erhalt der Sehkraft zu unterstützen. Machen Sie täglich mehrfach zur Unterstützung der Akupunktur-Therapie Atem-Übungen, wie Sie im entsprechenden Kapitel auf Seite 105 erklärt sind. Diese Übungen verbessern sofort (!) nachweisbar den Sauerstoff-Gehalt im Blut und unterstützen die Aufrechterhaltung aller Zell-Funktionen.

Wir erachten auch einfache Augen-Übungen, wie sie auf den Seiten zum Augen-Training dargestellt sind, als wichtig, um das Augen-Licht zu erhalten. Je engagierter Sie sind, desto größer ist die Chance, dass Sie Ihr Augen-Licht erhalten. Tun Sie sich also selbst den Gefallen und praktizieren Sie die Übungen, nehmen Sie die biochemischen Mittel, suchen Sie sich einen Spezialisten für Augen-Akupunktur, der auch Erfahrung mit naturheilkundlichen Medikamenten sowie weiteren naturheilkundlichen Therapien hat, und Ihre Aussichten auf Erhalt oder gar Verbesserung des Augen-Lichtes werden sich erhöhen.

Liegen zusätzlich psychische Belastungen vor, ist eine aufdeckende Hypnose-Therapie für den Erhalt des Augen-Lichtes wertvoll. Wir haben oftmals beobachtet, wie Patienten mit Makula-Degeneration in Krisen-Situationen beschleunigt Augen-Licht verloren haben. Ehe-Probleme, Trennungen, Todesfälle, aber auch Probleme am Arbeitsplatz haben einen großen Einfluss auf das Sehen. Manche Forscher behaupten, dass mindestens 70 Prozent des Gehirnes mit dem Sehen und dem Verarbeiten von und Reagieren auf Sinnes-Eindrücke beschäftigt sind. Sie können sich vorstellen, wie diese Prozesse durch psychischen Stress beeinflusst werden. Oftmals berichteten Patienten, dass sich ihr Seh-Vermögen wieder stabilisiert oder manchmal sogar verbessert habe, nachdem sie sich den Problemen gestellt und diese gelöst hatten.

In diesem Bereich kommt gerade der Hypnose-Therapie und auch der Psychotherapie große Bedeutung zu.

Homöopathische Komplexmittel

Vor ungefähr 170 Jahren beschäftigte sich der Pionier der Homöopathie, Samuel Hahnemann, schon mit der Kombination von Einzelmitteln. Aus diesen kleinen Anfängen mit den sogenannten Doppelmitteln entwickelte sich im Laufe der Jahre die Komplexmittel-Homöopathie.

Homöopathen und Ärzte mischten nach den einzelnen Symptomen-Bildern mehrere passende Mittel und verabreichten diese dann gleichzeitig den Patienten, um ein größeres Symptomen-Spektrum abzudecken. Der Einsatz homöopathischer Komplexmittel gründet sich auf der beobachteten Wirkung am Kranken.

Es zeigte sich, dass die Krankheiten schneller, sicherer und vollständiger überwunden wurden.

Das Ziel und der Anspruch der Komplexmittel-Homöopathie ist es, mit allen Vorteilen einer homöopathischen Behandlung im optimalen Umfang eine Krankheit zu behandeln und wenn möglich auch zu heilen.

Die moderne Komplexmittel-Homöopathie arbeitet damit, die Blockaden zu lösen. Dies geschieht durch die Anregung verschiedenster körpereigener Abläufe wie der Ausscheidungs-Leistung von Leber, Galle, Nieren, Lunge,

Darm und von Stoffwechsel-Reaktionen in den Zellen oder an den Zell-Membranen.

Die Komplexmittel-Homöopathie ist so gut wie frei von Neben-Wirkungen aller Art. Dadurch wird der Indikation ein sehr großer Raum eröffnet – zum Wohle des Patienten.

Art und Dosierung der Medikamente richten sich nach den Grund-Erkrankungen und deren Verlauf sowie nach den Hersteller-Angaben. Diese werden individuell nach einer ausführlichen Anamnese in Verbindung mit diagnostischen Verfahren wie zum Beispiel Gesichts- und Zungen-Diagnostik und Blutbild auf den Patienten zugeschnitten.

Biochemie nach Dr. Schüßler

Das Leben und alle Organe bauen in zweifacher Hinsicht auf Mineralien auf.

Einmal als sogenannte Bau-Materialien und andererseits als Funktions-Mittel.

Die Bau-Materialen wirken durch ihre Masse, die Funktions-Mittel durch ihre besonders aufbereitete Qualität. Beide Ebenen müssen dem Körper zur Verfügung stehen, damit er im Einklang und das heißt gesund ist.

Es ist vielfach wissenschaftlich erwiesen, dass beispielsweise die Speicherung und Verarbeitung von Vitaminen ohne die nötigen Mineralien nicht möglich ist. Auch der

Hormon-Haushalt kann nur durch die Anwesenheit von wichtigen Mineralien optimal funktionieren.
Unser Körper besteht zu ungefähr sechs Prozent aus Mineralstoffen, das bedeutet bei einem Durchschnitts-Gewicht von 70 Kilogramm ungefähr vier Kilogramm an Mineralstoff-Verbindungen.

Die Mineralien stellen einen unverzichtbaren Teil des Organismus dar. Kein Vorgang, keine Leistung, keine Veränderung des Körpers findet ohne sie statt. Sie sind Betriebs- und Baustoffe, die erst den Ablauf der körperlichen Vorgänge ermöglichen.

Beim Mangel an Mineralien können schwere Schäden eintreten, so dass erhebliche Krankheiten dann vorprogrammiert sind.

Besonders das komplexe Organ Auge benötigt eine optimale Versorgung mit Mineralien. So sind beispielsweise am aktiven Augen-Stoffwechsel acht verschiedene biochemische Mineralstoffe beteiligt.

Sechs verschiedene Mineralien sind für die Aufrechterhaltung eines guten Augen-Innendrucks wichtig. Diese Mineralien sind ein wichtiger Grund-Baustein der Glaukom-Therapie.

Beim Grauen Star (Katarakt) werden acht Mittel angewandt, vier davon in einer erprobten, genauen Einnahme-Abfolge.

Insgesamt sollen die Bio-Mineralien nach Dr. Schüßler über einen längeren Zeitraum eingenommen werden. Die individuelle Dosierung ergibt sich aus der Anamnese des Patienten.

Ebenfalls acht biochemische Mittel finden Anwendung bei der Behandlung der Makula-Degeneration, um die homöopathische Medikation abzurunden.

Mittel und Dosierung müssen in einer ausführlichen Anamnese vom Naturheilkunde-Therapeuten individuell ausgearbeitet werden. Bei den in der Tabelle im Anhang erwähnten Dosierungen handelt es sich um allgemeine Praxis-Erfahrungen.

Augen-Bäder

Zur Stabilisierung der Augen und Linderung bei akuten Befindlichkeits-Störungen empfehlen wir folgende Anwendung:

Das wichtigste Gerät dabei ist die sogenannte Augen-Badewanne, ein kleiner Behälter, der so geformt ist, dass er sich jedem Auge anpasst. Sie können eine Augen-Badewanne in Ihrer Apotheke erwerben. Der Preis liegt bei circa einem Euro.

In die Augenwanne wird die jeweils nötige Flüssigkeit gegeben. Beide Augen werden damit benetzt, indem man die Wanne auf das Auge aufsetzt und dann den

Kopf zurückbeugt, kurz mit den Augen ein paar mal zwinkert und das ganze dann ungefähr drei bis fünf Mal wiederholt. Wichtig ist dabei natürlich, das Auge immer kurz zu öffnen, damit die Flüssigkeit das Auge benetzt. Danach wird die Augenwanne auf das andere Auge aufgesetzt und gleichermaßen verfahren. Die Spül-Flüssigkeit soll immer Raum-Temperatur haben.

Die einfachste Version der Spülung ist das Anwenden von isotoner Salzlösung, die in der Apotheke direkt erhältlich ist. Diese Anwendung wird von uns bei trockenen und bei feuchten Augen empfohlen und darüber hinaus bei unspezifischem Brennen nach Augen-Stress aller Art .

Bei entzündeten Augen wird als Erstversorgung die oben genannte Spülung unter Zusatz von beispielsweise Traumeel S (2,2 ml. flüssige Verdünnung zur Injektion, eine Ampulle aufbrechen und den Inhalt zur isotonen Salzlösung in die Augen-Badewanne geben) empfohlen. Es sollte auf jeden Fall zusätzlich der Augen-Arzt aufgesucht werden.

Bei Grauem und Grünem Star wenden wir die isotone Salzlösung mit dem Zusatz von Schüßler-Salzen an.

In der Träger-Lösung werden die jeweiligen Bio-Mineralien aufgelöst, danach wird durch ein Filter-Medium (hier tut ein Tee-Filterbeutel gute Dienste) der Sud abgefiltert und die dann geklärte Flüssigkeit zum Spülen genutzt. Die Spülungs-Anwendungen müssen über mehrere Wochen durchgeführt werden. Die genauen Spülungs-Zyklen wer-

den mit dem Naturheilkunde-Therapeuten ausgearbeitet.

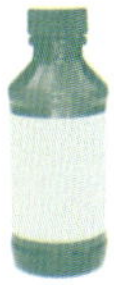

Bei **Grauem Star** empfehlen wir die
Schüßler-Salze Nr. 4 - 8 - 9 - 11
je zwei Tabletten zum Auflösen in der isotonen Salzlösung

Bei **Grünem Star** die
Schüßler-Salze Nr.: 4 - 5 - 7 - 8 - 10 - 11
jeweils eine Tablette zum Auflösen

Die hergestellten Spül-Flüssigkeiten haben nur eine geringe Haltbarkeit und müssen täglich neu hergestellt werden.

Nach unserem Wissen sind fertige Schüßler-Augenbade-Flüssigkeiten, die Sie in der Apotheke beziehen können, nicht erhältlich.

Die guten Erfolge sprechen für sich. Ihre Mühe wird sich also lohnen.

Entgiftung

Der menschliche Körper wird durch Umwelt-Gifte, chemische Therapien, künstliche-denaturierte Nahrungsmittel, Elektro-Smog und große Mengen von Medikamenten belastet.

Diese Belastungen, oft in Einheit mit genetischer Disposition, können den Organismus krank machen.

Vor dem Beginn einer umfassenden Entgiftung müssen eventuell vorhandene akute Erkrankungen ausgeheilt sein.

Der erste Schritt der Entgiftung besteht darin, die äußeren Ausscheidungs-Organe zu aktivieren und die Reinigungs-Wege zu öffnen.

Dabei werden gezielt folgende Bereiche des Körpers aktiviert:

- *Nieren- und Blasensystem reinigen und regenerieren*
- *Darm reinigen und regenerieren*
- *Unterleib entgiften*
- *Haut- und Lymph-System reinigen und regenerieren*
- *Öffnung der endokrinen Drüsen*
- *Regeneration der inneren Sekretion*
- *Leber-Entgiftung und Regeneration*
- *Bauchspeicheldrüsen-Regeneration*
- *Hormondrüsen-Entgiftung*
- *Blutgefäß-Regeneration*

Danach geht es richtig in die Tiefe der Körper-Zellen. Es werden

- *Zell-Reinigungsmittel*
- *Ausscheidungsmittel für Harn- und Milchsäure*
- *Sklerose-Mittel gegen Zellmembran-Verhärtungen*
- *Nerven-Regenerationsmittel*
- *Durchblutungsmittel*

in speziellen Dosierungs-Zyklen verschrieben, die ganz präzise auf den Patienten, nach seiner individuellen Anamnese abgestimmt sind.

Das Erkennen der Notwendigkeit der Zell-Reinigung durch den Patienten ist eine wichtige Voraussetzung für den gemeinsamen therapeutischen Weg, den der Naturheilkunde-Therapeut zusammen mit dem Patienten einschlägt. Der Patient sollte die Entgiftung durch eine mineralien- und vitaminreiche Ernährung ergänzen, damit die freiwerdenden Gifte für die Ausscheidung über Nieren und Darm gebunden werden können. Vollbäder mit basischem Badesalz entlasten dabei den Körper.

Die Entgiftungs-Therapie aktiviert den vorher blockierten Organ-Zell-Stoffwechsel, um dadurch die Gesundheit wiederherzustellen.

Erst wenn die kleinste Einheit des Menschen, die Zelle, von allen Giften und degenerativen Einflüssen befreit ist, kann man wieder von Gesundheit sprechen.

Atem-Therapie

Gute Atem-Gewohnheiten sind überaus wichtige Komponenten für Gesundheit, Entspannung und Langlebigkeit. Nur wenige Menschen achten jedoch bewusst auf ihre Atmung. Die meisten Menschen atmen schlecht. Sie machen flache Atemzüge, ohne ihre Lungen voll zu beanspruchen. Mit zunehmendem Alter leiden die Menschen dann unter Kurzatmigkeit. Dies ist jedoch ein Vorbote für schlechte Gesundheit, Schwäche und Degeneration.

Die richtige Atmung ist eine der wirksamsten Methoden, um den gesundheitlichen Zustand zu verbessern und den mit dem Altern verbundenen Verfall des Organismus zu mildern.

Unsere Erfahrung in der naturheilkundlichen Praxis hat gezeigt, dass eine richtige Atmung wohltuende Wirkungen auf Gefäße und innere Organe, aber auch auf die Seh-Fähigkeit hat. Aus diesem Grunde legen wir jedem Patienten mit gesundheitlichen Problemen gleich welcher Art ein sanftes Atem-Training ans Herz, um die Atem-Gewohnheiten langsam zu verändern. Die Technik ist einfach zu erlernen. Es bedarf aber etwas Übung, bis sich die neue Atem-Gewohnheit durchsetzt und sich auf den Kör-

per gesundheitsfördernd auswirken kann. Nach kurzer Zeit des Übens spüren die Patienten häufig eine innere Ruhe und Entspannung. Anstelle von Angst, Hektik und Stress entwickelt sich eine zunehmende Harmonie, die das gesamte psychosomatische System des Übenden positiv verändert.

Es gibt verschiedene Atem-Trainings-Systeme, die erheblich voneinander abweichen können. In unserer Praxis in Düsseldorf üben wir mit unseren Patienten die taoistische Bauch-Atmung. Diese Form des Atem-Trainings wirkt sanft und hilft dem Patienten bei kontinuierlicher Übung, sein Atem-Volumen langsam zu steigern.

Die taoistische Bauch-Atmung ist der Atmung der Babys nachempfunden. Wenn sich die Lungen des Babys mit Luft füllen, dehnen sich alle inneren Organe, Gewebe und Blutgefäße aus. Diese Dehnung erklärt auch die heilende Wirkung der Bauch-Atmung auf das Organ- und Gefäß-System. Die inneren Organe werden massiert, und das Organ-Gewebe wird dadurch entgiftet. In den ersten Tagen der Übung kann es deshalb zu starken Reinigungs-Reaktionen im Organismus kommen wie beispielsweise Durchfall.

Der Bauch-Raum erstreckt sich vom Unter-Bauch (beim Erwachsenen eine Handbreit unterhalb des Bauch-Nabels) bis zum Solar-Plexus (der ersten weichen Stelle unter-

halb des Brust-Beines). Zum Bauch-Bereich gehören der Darm-Bereich, Magen, Milz, Leber und auch die Nieren, das heißt alle Organe unterhalb der Zwerchfell-Muskulatur. Rippen und Brust-Korb gehören nicht zum Bauch-Raum!

Vielleicht haben Sie einen flachen eingezogenen Bauch. Dieser straffe Körper wird jedoch nur durch ständige Anspannung erreicht und kann den Körper dauerhaft schädigen. Die ständig gehaltene Anspannung kann die Bänder verkürzen, die an den inneren Organen befestigt sind und die inneren Organe zusammenpressen, wodurch die Blut-Zirkulation im Bauch-Raum beeinträchtigt wird. Über einen langen Zeitraum kann dies zu einer Schwächung der Organ-Funktionen führen. Verdauungs-Probleme, Geschwüre oder Leistenbrüche können die Folge sein. Durch die folgende Atem-Technik wird der Bauch-Raum entspannt, wodurch die Blut-Zirkulation zu den inneren Organen verbessert wird, das Nerven-System entspannt sich wieder.

Folgende Ziele werden durch die taoistische Atmung erreicht:

- *Das Kohlendioxid wird zum großen Teil ausgeschieden*
- *Die Menge an Sauerstoff im Körper wird erhöht*
- *Das Nerven-System entspannt sich*

- *Die inneren Organe funktionieren besser*
- *Das Energie-Niveau im Körper wird erhöht*
- *Das Immun-System wird gestärkt*
- *Die Leistungs-Fähigkeit nimmt zu*
- *Toxische Abfall-Produkte im Blut werden ausgeschieden*
- *Die geistige Klarheit nimmt zu*

So können Sie die taoistische Bauch-Atmung selbst erlernen

1. *Atmen Sie bei der folgenden Übung durch die Nase*
2. *Beachten Sie die 70 Prozent-Regel. Eine Überanstrengung beim Atmen führt zu Anspannung. Atmen Sie deshalb nur mit etwa 70 Prozent Ihrer Kapazität in Hinblick auf Ihre Ein- und Ausatmung. Achten Sie darauf, den Bauch-Bereich nicht voll auszudehnen, sondern nur zu etwa 70 Prozent.*
3. *Legen Sie während der Übung Ihre Zungen-Spitze etwa einen Zentimeter hinter den oberen Schneide-Zähnen an den Gaumen.*

4. *Atmen Sie langsam ohne Pause ein und aus, halten Sie den Atem nicht an!*

5. *Atmen Sie nicht in die Genitalien.*

Sie können die folgende Übung im Liegen, auf dem Rücken oder alternativ im Sitzen machen. Sollten Sie im Sitzen üben, dann achten Sie bitte darauf, mit gerader Wirbelsäule entspannt zu sitzen. Für den Anfang ist diese Atmung im Liegen einfacher zu erlernen.

Legen Sie eine Hand auf den Bauch, die andere auf Ihren Brust-Korb. Schieben Sie beim Einatmen Ihren Bauch-Raum weit vor, ohne den Brust-Korb zu bewegen. Die Vorderseite der Brust sollte ruhig, unbeweglich und entspannt bleiben.

Lassen Sie die Atmung direkt aus dem Bauch-Raum kommen. Atmen Sie langsam und geräuschlos durch die Nase ein und aus. Versuchen Sie im Laufe der Zeit, die Dauer der Ein- und Ausatmung jeweils bis auf 15 Sekunden auszudehnen. Beginnen Sie mit fünf Atem-Zügen und trainieren Sie, bis Sie 20 solcher Atem-Züge hintereinander schaffen können.

Praktizieren Sie diese Übung im Laufe des Tages so häufig wie möglich, dann wird die tiefe, entspannte Atmung bald zur gesunden Gewohnheit. Bald werden Sie die Übung bei jeder Gelegenheit durchführen können, ob Sie in einem Bus oder im Café sitzen. Halten Sie mindestens

drei Monate durch, dann wird Ihnen diese Übung zur Gewohnheit und sogar zu einem richtigen Bedürfnis. Sie werden diese Art zu atmen dann oftmals spontan durchführen, ohne darüber nachzudenken. Der gesundheitliche Nutzen dieser Atem-Technik ist enorm. Sie werden in jeder Hinsicht gesünder und stabiler.

Gelingt Ihnen diese Übung, dann dehnen Sie bei Ihren Übungen den gesamten Bauch-Raum nach allen Seiten bis in den Rücken (Lenden-Wirbelsäule) gleichmäßig aus. Lassen Sie sich Zeit, bis Sie diese Übung beherrschen. Es können je nach Alter und Flexibilität der Lungen mehrere Monate vergehen, bis Sie diese einfache Übung beherrschen. Denken Sie daran, es geht nicht darum, neue Atem-Rekorde aufzustellen, sondern eine gesunde, entspannte Atem-Weise zu erlernen.

Farb-Therapie

Bereits in den frühen Hoch-Kulturen wurden Farben als natürliche Heil-Quellen genutzt. Kranke wurden in spezielle Farb-Gewänder gehüllt und mit hellen lichten Farben bestrahlt. Der Kranke musste seine Ernährung der Krankheit anpassen. Das heißt, er durfte nur die Lebensmittel zu sich nehmen, die den entsprechenden Mangel beseitigten. Fehlte dem Betroffenen Energie, so wurde er rotem

Licht ausgesetzt und aß rotes Gemüse wie Tomaten, rote Paprika, aber auch Chili. Man nahm an, dass die in dem Gemüse gespeicherte Farbe im Körper des Patienten von innen heraus wirken würde. Die Wirkung der Farb-Schwingungen half jedoch nicht nur bei körperlichen Krankheiten. Vielmehr wurden Farben auch bei psychischen Miss-Befindlichkeiten wie Depressionen erfolgreich eingesetzt. Der Patient wurde ermutigt, über seine Krankheit nachzudenken und die eigentlichen Ursachen wie beispielsweise negative Gedanken auszumerzen.

Leider geriet die Farb-Therapie im Laufe der Zeit langsam in Vergessenheit. Selbst Goethe gelang es mit seiner Farben-Lehre nicht, die Farb-Therapie wieder gesellschaftsfähig zu machen.

Erst im letzten Jahrhundert wurde die medizinische und psychologische Wirkung der Farben von Außenseitern wie dem Anthroposophen Rudolf Steiner untersucht. Aber bis die Chromo-Therapie (Farb-Therapie) auch in der Naturheilkunde ihren angemessenen Platz fand, vergingen Jahre.

Der Arzt Dr. Ernst Möller widmete sich in seiner Forschung und Praxis der Wiederverbreitung der Farb-Heilkunde. Er nutzte die Wirkung der Farben zur Linderung und Heilung akuter und chronischer Erkrankungen sowie psychischer Miss-Befindlichkeiten. Dr. Möller entwickelte eine preiswerte Farbheil-Lampe, mit der sich die Patienten jederzeit

selbst bestrahlen konnten. Heute verkaufen Medizingeräte-Hersteller meist völlig überteuerte computergestützte Farb-Lampen, die zwischen 2.000.- bis 8.000,- € kosten können. Die Firma Medicolor richtet sich bei der Herstellung der Farbheil-Lampen streng nach den Forderungen Dr. Möllers. Dort können Sie sehr preiswert die Lampen und Farb-Filter erwerben, mit denen schon Dr. Möller arbeitete. Die Adresse und die von anderen Herstellern können Sie im Internet ausfindig machen

Die Wahl der Farben hängt vom jeweiligen Bedarf ab. So bestrahlen manche Zahnärzte ihre Patienten vor Eingriffen intensiv mit blauem Licht. Die Erfahrung zeigt, dass die Behandlung weniger schmerzhaft ist und weniger Entzündungen oder Blutungen verursacht.

Es werden tonische (heiße, öffnende) und atonische Farben (kalte, zusammenziehende) unterschieden. Zu den tonischen Farben gehören Rot, Orange und Gelb. Diese Farben erweitern die Blut-Gefäße. Zu den atonischen gehören Blau, Indigo und Violett. Diese Farben ziehen Gefäße zusammen. Grün zählt zu den neutralen Farben.

Ist ein Organ entzündet oder geschwollen (heiß, tonisch), wird eine neutrale oder atonische Farbe eingesetzt. Ist ein Organ schwach durchblutet (kalt, atonisch), dann wird zur Behandlung eine tonische Farbe verwendet.

In der naturheilkundlichen Behandlung von Augen-Krankheiten haben sich bei den meisten Augen-Störungen Farb-Bestrahlungen mit grün-gelbem Licht bewährt. Der Abstand zur Heil-Lampe beträgt zwischen 40 bis 60 Zentimetern. Es kommt dabei nicht auf die Wärme der Lampe an, sondern auf die richtige Farb-Schwingung.

Bestrahlen Sie die Augen mindestens zweimal täglich je 20 Minuten mit den in den Übersichts-Tabellen ab Seite 142 angegebenen Farben. In der Tabelle werden bei manchen Augen-Problemen verschiedene Farben angegeben. So werden zum Beispiel bei Augen-Entzündungen die Farben wie folgt verwendet:

1. *10 Minuten lichtgrün (dabei werden ein grüner und ein gelber Farbfilter in der Heil-Lampe benutzt).*
2. *Anschließend wird 10 Minuten mit der Farb-Schwingung blau bestrahlt.*

Bei hoher Licht-Empfindlichkeit schauen Sie bitte nicht direkt in die Lampe. Blicken Sie stattdessen mit geöffneten Augen an der Heil-Lampe vorbei, wobei Sie mit dem Blick um die Lampe herumkreisen.

Weitere Angaben zu den einzelnen Störungen finden Sie in den Übersichts-Tabellen im Anhang.

Ernährung

Aus Sicht der Naturheilkunde entstehen viele ernsthafte Augen-Erkrankungen dadurch, dass Organe in ihrer optimalen Funktion eingeschränkt sind. Diese Funktions-Störungen führen in der Folge zu Ablagerungen von Stoffwechsel-Produkten in verschiedenen Abschnitten des Auges.

So ist heute fast jedem bekannt, dass sich die Augen gelb färben, wenn die Leber entzündet ist. Dieses besondere Beispiel zeigt, dass ein direkter Zusammenhang des Organs Leber mit den Augen bestehen muss. Der Zusammenhang innerer Organe mit der Entstehung von Augen-Krankheiten wird in der traditionellen chinesischen Medizin (TCM) besonders stark betont. So wird in der TCM darauf hingewiesen, dass beispielsweise die feuchte Makula-Degeneration auf Grundlage einer Milz- und Nieren-Schwäche entstehen kann. Die trockene Form der Makula-Degeneration kann aus Sicht der TCM jedoch auf Grundlage einer Funktions-Störung der Organe Leber und Milz gedeihen.

Die klassische Gesichts- und Zungen-Diagnostik hat in unserer Naturheilpraxis diese Funktions-Störungen bei verschiedenen Augen-Erkrankungen bestätigt. Hier ist es wichtig, dem Patienten die Zusammenhänge zwischen

Organen und Augen klarzumachen und ihn zu einer gesunden Lebensweise zu ermutigen.

Eine gesunde Lebensweise fordert auch eine gesunde Ernährung. Was wir essen, gelangt bis in das Innere unserer Zellen und beeinflusst die Zell-Funktionen. Ungesunde Nahrung hat daher eine ungesunde Wirkung auf die Zell-Funktionen und schädigt im Laufe der Jahre den Körper. In der Folge entwickeln sich degenerative Veränderungen wie Bluthochdruck oder Diabetes Typ II.

Gesunde Ernährung bringt Vitamine und Mineralien sowie Zehntausende von natürlichen Zusatz-Stoffen in die Zellen, die diese regenerieren und in ihrer Funktion unterstützen.

Bei schweren Augen-Erkrankungen wie der Makula-Degeneration, Grünem Star (Glaukom) oder diabetischer Netzhaut-Erkrankung (diabetische Retinopathie) ist eine gesunde Ernährung besonders wichtig.
Folgende Lebensmittel sollten unbedingt vermieden werden:

- *Alle Formen von Fastfood*
- *Zucker*
- *Weißmehl-Produkte (dazu zählen Brötchen, verschiedene Brotsorten, Nudeln)*

- *Fleisch*
- *Alle Omega 6-haltigen Öle wie Sonnenblumen-Öl (diese können Entzündungen im Körper fördern)*
- *Erdnüsse*
- *Kaffee*
- *Schwarzer und grüner Tee*
- *Ungefiltertes Leitungswasser*
- *Nikotin (wirkt gefäßverengend, gefährdet die Sauerstoff-Versorgung in den kleinsten Gefäßen des Körpers, führt zu Durchblutungs-Störungen)*
- *Alkohol (beeinträchtigt die Steuerung der Seh-Rinde im Gehirn)*

Bevor Sie jetzt murren, dass ja gar nichts mehr erlaubt ist, kommt hier die erfreuliche Liste an wertvollen Lebensmitteln, die Ihr Leben verschönern können:

- *Vormittags bis zum frühen Nachmittag viel frisches Obst. Vor allen Dingen Obst der Saison! Nur dieses verfügt noch über eine ausreichende Menge an Vitaminen.*

- *Nachmittags sind Salate und verschiedene bunte Gemüse ein absolutes Muss für alle Patienten. Achten Sie bei der Wahl der Salate darauf, dass die Sorten abwechseln. Auf guten Markt-Ständen gibt es häufig fertige Mischungen mit bis zu sieben verschiedenen Salat-Sorten und Kräutern. Nutzen Sie solche Mischungen, oder lassen Sie sich von Ihrem Händler verschiedene Salat-Blätter mischen.*

- *Fisch*

- *Eier*

- *Alter, harter Käse*

- *Honig vom Imker*

- *Wechselnde Sorten Kräuter-Tee (niemals eine einzelne Sorte länger als drei Monate trinken!) oder Kräutertee-Mischungen wie „7 mal 7 Kräutertee" von Orgon.*

- *Frisch gepresste Frucht- und Gemüsesäfte. Diese erhalten Sie, indem Sie mit einem Entsafter das gewünschte Obst oder Gemüse selbst entsaften. Es ist häufig nutzlos für Ihre Gesundheit, wenn Sie Säfte kaufen. Durch die vorgeschriebenen Verarbeitungs-Prozesse zur Haltbarmachung ist die Qualität der Säfte meist minderwertig. Entsafter sind in verschiedenen Preisklassen in Kaufhäusern*

erhältlich. Hier gilt allerdings: Je teurer der Entsafter, desto besser ist in der Regel die Saft-Qualität.

- *Entsaften Sie täglich mindestens einmal. Hier sind vier Saft-Rezepte, wie sie der Ernährungs-Wissenschaftler Dr. Norman Walker bei Augen-Krankheiten empfahl:*

    1. *500 Gramm Karotten*
    2. *300 Gramm Karotten und 200 Gramm Spinat*
    3. *250 Gramm Karotten, 150 Gramm Sellerie, 50 Gramm Endivie (Eskarol), 50 Gramm Petersilie*
    4. *300 Gramm Karotten, 100 Gramm Rote Beete, 100 Gramm Gurken*

Diese Angaben müssen nicht auf das Gramm genau eingehalten werden. Viele weitere Rezepte und dazugehörige Erläuterungen finden Sie in dem Buch „Frische Frucht- und Gemüsesäfte" von Dr. Norman Walker. Dieser Mann wurde übrigens mit Hilfe reiner Rohkost und frischer Säfte 115 Jahre alt. Er hat alle seine Spötter überlebt. Er empfahl seinen Patienten zusätzlich zur Rohkost mit Säften regelmäßige Darm-Einläufe zur Entgiftung des Darmes. Seine Erfolge bei Patienten gaben ihm Recht.

Bachblüten

Bei Bachblüten handelt es sich um Medikamente, die die Psyche unterstützen, in einen harmonischen Zustand zurückzufinden. Die Bachblüten-Therapie wurde von dem englischen Arzt Dr. Edward Bach entwickelt, als er entdeckte, dass körperliche Krankheiten mit unterschiedlichen psychischen Symptomen einhergehen. Aber psychische Miss-Befindlichkeiten können auch körperliche Krankheiten hervorrufen. Dr. Bach beobachtete, dass viele körperliche Krankheiten die Folge einer schweren psychischen Belastung sind. Viele Krankheiten werden von unnatürlichen, auffälligen psychischen Symptomen (wie Unruhe, Angst usw.) begleitet. Dr. Bach entschied sich, Krankheiten über spezielle Blüten zu behandeln, die einen positiven Einfluss auf die Psyche haben. Aus seinem Ansatz entwickelte er die heute weltweit bekannte Bachblüten-Therapie.

Eine gute Bachblüten-Therapie muss von einem erfahrenen Bachblüten-Therapeuten durchgeführt werden, sonst wird man keinen Erfolg verzeichnen können oder sogar eine kurzfristige Verschlechterung des psychischen Allgemein-Befindens riskieren.

Es wird zwischen einer inneren und einer äußeren Anwendung unterschieden. Die innere Anwendung ist vielen Lesern bereits bekannt. Hinweise zur Dosierung finden Sie in den unteren Abschnitten.

Die äußere Anwendung bei Bindehaut-Entzündung (Konjunktivitis)

Es ist nur wenigen Lesern bekannt, dass die Bachblüten-Tropfen bei Beschwerden auch direkt auf die betroffenen Körperteile aufgebracht werden können. Dem Heilpraktiker Dietmar Krämer ist es zu verdanken, dass die äußere Anwendung der Bachblüten wieder zu Bedeutung gelangt ist.

Zwei Bachblüten haben sich in der äußeren Anwendung im Bereich der Augen erfolgreich bei Bindehaut-Entzündungen bewährt, nämlich die Blüten Chicory und Star of Bethlehem. Bei der äußeren Anwendung dieser Blüten im Augen-Bereich müssen Sie jedoch sehr vorsichtig sein, dass kein Alkohol in die Augen gelangt, da dieser in den Augen sehr stark brennt.

Die Bachblüte *Chicory* wird am rechten Auge, die Bachblüte *Star of Bethlehem* am linken Auge benutzt.

Nehmen Sie einen Wattebausch, und schütten Sie einen oder zwei Tropfen der gewählten Bachblüte darauf. Schließen Sie dann das betroffene Auge, und reiben Sie vorsichtig das geschlossene Augenlid mit der Watte ein. Öffnen Sie das Auge erst wieder nach zwei bis drei Minuten, nachdem der Alkohol verdunstet ist!

Es ist erstaunlich, wie schnell in vielen Fällen selbst hartnäckige Bindehaut-Entzündungen abklingen. Sicherlich kann dieses einfache Mittel nicht in jedem Fall helfen, doch die äußere Anwendung im Augen-Bereich ist immer einen Versuch wert.

Die innere Anwendung bei Augen-Problemen

Im Anhang dieses Buches finden Sie eine ausführliche Tabelle zu verschiedenen Augen-Krankheiten und Seh-Beschwerden. Bei manchen Beschwerden haben wir Bachblüten zur unterstützenden Behandlung angegeben. Sie können die entsprechenden Bachblüten mit Hilfe dieser Tabelle schnell und einfach selbst finden.

Nachdem Sie eine Bachblüte für die innere Anwendung ausgesucht haben, beachten Sie unbedingt die Dosierung:

Nehmen Sie drei- bis fünfmal täglich etwa fünf Tropfen ein. Sie können die Tropfen mit ein bisschen Wasser verdünnen oder pur auf die Zunge träufeln. Nehmen Sie die Tropfen nicht länger als vier Wochen ein.

Viel Erfolg!

Augen-Training

In der Traditionellen Chinesischen Medizin (TCM) werden seit jeher die Augen prophylaktisch trainiert, um im Alter ernsthafte Augen-Erkrankungen, aber auch Seh-Störungen zu vermeiden. Augen-Übungen verbessern die Flexibilität der Augen-Muskulatur und helfen, den Stoffwechsel und die Durchblutung im Auge anzuregen.

Die folgenden Übungen, gewissenhaft und regelmäßig durchgeführt, können Ihnen bei vielen Augen-Störungen Linderung oder Besserung bringen. Sie ersetzen nicht die Naturheilkunde-Therapie oder den Besuch beim Augen-Arzt, aber sie sind eine wichtige Unterstützung, um die Sehkraft bis ins hohe Alter zu bewahren.

Bevor Sie mit dem Augen-Training beginnen, beachten Sie bitte folgende Hinweise:

Das Auge gewöhnt sich relativ schnell an Brillen-Gläser und passt sich diesen an. Deswegen tragen Sie bitte im Alltag bei Kurz- und bei Weitsichtigkeit so häufig wie möglich Brillen, die nicht die volle Seh-Kraft korrigieren. Haben Sie zum Beispiel als Kurzsichtiger -3 Dioptrien, dann lassen Sie sich zu Trainings-Zwecken eine preiswerte Brille mit -2 Dioptrien anfertigen, sind Sie weitsichtig mit + 3 Dioptrien, dann besorgen Sie sich zu Trainings-Zwecken eine Brille mit + 2 Dioptrien. Diese Brille tragen Sie dann im Alltag so häufig wie möglich, außer in Situationen, in denen der Gesetzgeber das Tragen einer vollkorrigierten Brille vorschreibt, wie zum Beispiel im Straßenverkehr. Sie werden in kurzer Zeit merken, sobald Sie besser anfangen zu sehen, dass das Tragen der alten vollkorrigierten Brille die Augen tatsächlich wieder verschlechtern kann. Werden Ihre Augen besser, dann lassen Sie sich wieder zu Trainings-Zwecken eine schwächere Brille anfertigen, die Sie im Alltag so häufig wie möglich tragen. Beachten Sie aber weiterhin, dass Sie in den gesetzlich vorgeschriebenen Gegebenheiten die volle Brillen-Korrektur tragen müssen, da Sie sich sonst zum Beispiel im Straßenverkehr strafbar machen können!

Hier nun möchten wir Ihnen eine Reihe von Augen-Übungen vorstellen, die sich bei Seh-Störungen und Augen-Krankheiten bewährt haben.

Übung 1: Augen-Rollen

Die folgende Übung erhöht die Geschmeidigkeit der Augen-Muskeln. Anspannung und Entspannung der Augen-Muskulatur folgen in kurzen Abständen aufeinander. Da die Augen-Muskulatur bei den meisten Seh-Störungen in einem schlechten „Trainings-Zustand" ist, haben die meisten „Trainings-Anfänger", wie bei jeder anderen Sportart auch, anfangs oftmals Schmerzen. Dabei handelt es sich um eine Art Muskelkater. Diesen kann man umgehen, indem man anfangs nur sehr sanft übt. Allerdings dauert es dann wesentlich länger, bis das Training zum Erfolg kommt. Um schneller Erfolg zu haben, ist es deshalb besser, bei der folgenden Übung die Augen bis an die Grenze zu führen, bei der die Augen-Muskulatur sich sehr anspannt beziehungsweise dehnt. Patienten mit schweren Augen-Krankheiten wie Makula-Degeneration oder Grünem Star dürfen diese Übung allerdings nur sanft ausführen.

Indikation: *alle Seh-Störungen, Augen-Krankheiten*
Häufigkeit: *zwischendurch so oft wie möglich, mindestens 3 mal täglich*

Pausen: *zwischen den Wiederholungen mindestens 2 Stunden Pause*

Und so geht's:

Rollen Sie mit den Augen langsam im Kreis mehrmals links und rechts herum. Bewegen Sie dabei Ihre Augen am Rande Ihres Seh-Feldes. Lassen Sie dabei den Blick umherschweifen, ohne etwas genau zu fixieren. Achten Sie bitte darauf, die Übung so langsam und konzentriert wie möglich durchzuführen.

Übung 2: Lockerung der Augen-Muskeln

Dies ist eine Grund-Übung für alle Augen-Probleme. Sie regt den Stoffwechsel im gesamten Auge an. Sie ist bei allen Seh-Störungen nützlich. Auch für diese Übung gilt dasselbe zu beachten wie bei Übung 1. Als „Trainings-Anfänger" können Sie zu Beginn eine Art Muskelkater bekommen.

Patienten mit schweren Augen-Krankheiten wie Makula-Degeneration oder Grünem Star dürfen diese Übung allerdings nur sanft ausführen.

Indikation: *alle Seh-Störungen, Augen-Krankheiten*

Häufigkeit: *zwischendurch so oft wie möglich, mindestens 3 mal täglich*

Pausen: *zwischen den Wiederholungen mindestens 2 Stunden Pause*

Und so geht's:

1. *Halten Sie Ihren Daumen-Nagel ungefähr 10 Zentimeter vor die Augen. Es spielt keine Rolle, ob Sie den Nagel deutlich erkennen können oder nicht, denn es geht hier ausschließlich um die Dehnung und Entspannung der Augen-Muskeln.*

2. *Führen Sie den Daumen senkrecht so langsam wie möglich nach oben. Atmen Sie dabei tief ein. Lassen Sie den Kopf bewegungslos. Folgen Sie dem Daumen-Nagel ausschließlich mit Ihren Augen.*

3. *Führen Sie beim Ausatmen den Daumen wieder in die Ausgangs-Position zurück.*

4. *Wiederholen Sie die Bewegung im Winkel von circa 45 Grad nach rechts oben.*

5. *Fahren Sie jeweils im Winkel von 45 Grad fort.*

6. *Machen Sie die Übung einmal im Uhrzeiger-Sinn und anschließend einmal in entgegengesetzter Richtung.*

Hoch motivierte Leser können diese Übung auch 3 mal täglich 10 mal in beiden Richtungen ausführen. Je mehr Sie üben, desto eher werden Sie Erfolg haben.

Übung 3: Das Tibetische Rad

Die folgende Übung ist in Verbindung mit Übung 1 besonders gut geeignet, um Hornhaut-Verkrümmungen (Astigmatismus) zu beseitigen. Führen Sie immer erst Übung 1 aus, bevor Sie mit dem Tibetischen Rad arbeiten, da hierbei die Augen-Muskeln wesentlich stärker gedehnt werden als bei Übung 1. Die Augen-Muskeln werden wieder flexibler, so dass die Hornhaut ihre natürliche Form zurückerhält. Sie können Ihren Fortschritt mit dem Astigmatismus-Spiegel auf Seite 179 und den Kreisen auf Seite 178 selbst kontrollieren.

Indikation: *Hornhaut-Verkrümmungen (Astigmatismus)*

Häufigkeit: *3 mal täglich*

Pausen: *zwischen den Wiederholungen mindestens 2 Stunden Pause*

Und so geht's:

1. *Halten Sie den Tibetischen Spiegel (Seite 181) im Abstand von ungefähr 3 Zentimetern direkt vor Ihre Nasenspitze, so dass diese auf den weißen Kreis in der Mitte zeigt. Es spielt keine Rolle, ob Sie das Tibetische Rad klar sehen können oder nicht.*

2. *Lassen Sie den Kopf bewegungslos. Folgen Sie mit Ihrem Blick so langsam wie möglich den Umrissen der Abbildung. Atmen Sie ein, wenn Sie den Blick vom Mittelpunkt zur Spitze wandern lassen.*
3. *Machen Sie an der Spitze eine Pause von etwa 2 bis 4 Sekunden, und halten Sie dabei die Luft an.*
4. *Atmen Sie wieder langsam aus, wenn Ihr Blick zurück zur Mitte wandert.*
5. *Machen Sie die Übung einmal im Uhrzeiger-Sinn und anschließend einmal in entgegengesetzter Richtung.*

Übung 4: Entspannung der Augen-Muskeln in der Astigmatismus-Achse

Indikation:	*Hornhaut-Verkrümmungen (Astigmatismus), wenn nur ein Auge einen Astigmatismus hat*
Häufigkeit:	*3 mal täglich*
Pausen:	*zwischen den Wiederholungen mindestens 2 Stunden Pause*

Und so geht's:

1. *Finden Sie mit Hilfe des Astigmatismus-Spiegels Ihre Astigmatismus-Achse heraus. In diesem Winkel sind die Augen-Muskeln stark angespannt.*

2. *Halten Sie Ihren Finger etwa 3 Zentimeter vor die Augen. Bewegen Sie den Finger 3 mal entlang der Astigmatismus-Achse (zum Beispiel: Entlang 2 und 8 Uhr). Folgen Sie der Bewegung mit Ihren Augen so weit wie möglich.*

3. *Wiederholen Sie diesen Vorgang mit geschlossenen Augen in Ihrer Vorstellung.*

4. *Wiederholen Sie die Übung anschließend noch einmal mit geöffneten Augen.*

5. *Führen Sie anschließend die Schritte 2 bis 4 in der angegebenen Reihenfolge mit einer um 90 Grad versetzten Achse durch (zum Beispiel 5 und 11 Uhr). Dies soll verhindern, dass sich Ihre Astigmatismus-Achse von einer Achse auf die andere verschiebt.*

Übung 5: Nah und Fern

Indikation: *Kurzsichtigkeit*
Häufigkeit: *mindestens 3 mal täglich jeweils 5 Minuten.*
Je stärker kurzsichtig Sie sind, desto häufiger sollten Sie die Übung durchführen.

Pausen: *mindestens 1 Stunde Pause zwischen den Übungen*

Und so geht's:

1. *Bewegen Sie Ihren Daumen vom Bauch bis zur Nasenspitze. Berühren Sie mit dem Daumen die Nasenspitze, während Sie mit Ihrem Blick langsam der Bewegung folgen.*

2. *Bewegen Sie den Finger jetzt horizontal von Ihrer Nase weg, und folgen Sie mit Ihren Augen der Bewegung. Strecken Sie den Arm ganz aus.*

3. *Blicken Sie jetzt über Ihren Finger hinaus in die Ferne, und betrachten Sie alles in der Ferne.*

4. *Schauen Sie jetzt wieder auf Ihren Finger, und bewegen Sie ihn zur Nase zurück, bis Sie wieder die Nasenspitze berühren.*

5. *Bewegen Sie jetzt den Finger schräg nach oben. Folgen Sie mit Ihrem Blick der Bewegung.*

6. *Bringen Sie dann den Finger bis zur Nasenspitze zurück.*

7. Wiederholen Sie diese Übung etwa 5 Minuten lang.

Übung 6: Kommen und Gehen bei Weitsichtigkeit

Indikation: Weitsichtigkeit
Häufigkeit: so oft wie möglich
Pausen: mindestens 1 Stunde Pause zwischen den Übungen
Und so geht's:

1. Halten Sie Ihren Daumen in einem Abstand, in welchem Sie ihn noch klar erkennen können.
2. Bewegen Sie den Finger jetzt langsam horizontal von sich weg und wieder auf sich zu. Führen Sie diese Bewegung mehrmals hintereinander aus. Sie werden feststellen, dass Sie im Laufe des Trainings den Finger immer näher zum Gesicht bringen können und dabei immer klarer sehen.
3. Wiederholen Sie jetzt diese Übung mit dem Text auf Seite 134. Suchen Sie sich dabei eine Schriftgröße aus, die Sie gerade eben noch klar erkennen können, und bewegen Sie die Sehtafel wie oben beschrieben von sich weg und wieder auf sich zu. Sie

werden bald die Schrift in der Nähe lesen können. Gehen Sie dann zu einer kleineren Schrift über.

Übung 7: Kleingedrucktes Lesen

Indikation: *Weitsichtigkeit*

Häufigkeit: *mindestens 3 mal täglich jeweils 5 Minuten, je stärker weitsichtig Sie sind, desto häufiger sollten Sie die Übung durchführen. Führen Sie diese Übung in freien Momenten zusätzlich durch. Sie werden dann bald Erfolge sehen.*

Pausen: *mindestens 1 Stunde Pause zwischen den Übungen*

Und so geht's

1. *Beginnen Sie die Übung mit dem oberen Absatz des Textes auf Seite 134. Bringen Sie den Text so nahe heran, dass Sie ihn nicht mehr erkennen können. Als Reaktion darauf wird das Auge aufgeben, den Text erkennen zu wollen. In diesem Moment werden sich die Augen-Muskeln entspannen. Sie werden klarer sehen.*

2. *Öffnen und schließen Sie die Augen abwechselnd für wenige Sekunden, während Sie auf den kleingedruckten Text achten. Schauen Sie, was passiert.*

3. *Üben Sie, bis Sie den Text bis auf etwa 15 Zentimeter heranbringen können und noch immer in der Lage sind, ihn zu lesen.*

4. *Gehen Sie dann zum nächsten Absatz über.*

5. *Gelingt Ihnen dies immer besser, dann gehen Sie dazu über, Lesen bei geringem Licht-Einfall zu üben, erst vielleicht in der Mitte eines Raumes, später sogar bei Mondschein. Auf diese Art trainieren Sie die verschiedenen Zell-Arten Ihrer Augen.*

6. *Üben Sie zusätzlich, den Text nur mit einem Auge zu lesen. Sehen beide Augen gleich gut? Oder müssen Sie den Lese-Text bei einem Auge weiter weg halten als bei dem anderen? In diesem Falle gönnen Sie dem schwächeren Auge zusätzliche Trainings-Einheiten, bis beide Augen gleich nah sehen können.*

Sollte Ihnen nach kurzer Zeit der Text zu langweilig werden, dann sollten Sie es mit anderen klein gedruckten Texten versuchen wie beispielsweise den Packungs-Beilagen Ihrer Medikamente. Oder schreiben Sie am Computer einfach selbst Ihre Texte in Schriftgröße 8.

Je öfter Sie Ihre Augen mit Kleingedrucktem trainieren, desto schneller werden Sie auf Ihre Lese-Brille verzichten können.

Sie können die Augen noch weiter fordern, wenn Sie zusätzlich Minus-Gläser tragen.

Übungs-Text: Kleingedrucktes Lesen

Hier nun ein Text-Beispiel, mit dem Sie üben können:

Aus Sicht der Naturheilkunde spielen andere Faktoren eine wesentliche Rolle für die Entstehung der Alters-Weitsichtigkeit. Wir nehmen an, dass ein Verlust der Flexibilität der Augen-Muskeln zu dieser Seh-Störung führt. Daraus folgt, dass eine Art Muskel-Training, das die Flexibilität durch Dehnung wieder herstellt, notwendig ist. Beim Lesen dieses Textes trainieren Sie bereits die Augen für ein klares Sehen. Sie können die Übungs-Intensität verbessern, wenn Sie eine Brille von - 1 Dioptrie tragen.

Aus Sicht der Naturheilkunde spielen andere Faktoren eine wesentliche Rolle für die Entstehung der Alters-Weitsichtigkeit. Wir nehmen an, dass ein Verlust der Flexibilität der Augen-Muskeln zu dieser Seh-Störung führt. Daraus folgt, dass eine Art Muskel-Training, das die Flexibilität durch Dehnung wieder herstellt, notwendig ist. Beim Lesen dieses Textes trainieren Sie bereits die Augen für ein klares Sehen. Sie können die Übungs-Intensität verbessern, wenn Sie eine Brille von - 1 Dioptrie tragen.

Aus Sicht der Naturheilkunde spielen andere Faktoren eine wesentliche Rolle für die Entstehung der Alters-Weitsichtigkeit. Wir nehmen an, dass ein Verlust der Flexibilität der Augen-Muskeln zu dieser Seh-Störung führt. Daraus folgt, dass eine Art Muskel-Training, das die Flexibilität durch Dehnung wieder herstellt, notwendig ist.
Beim Lesen dieses Textes trainieren Sie bereits die Augen für ein klares Sehen. Sie können die Übungs-Intensität verbessern, wenn Sie eine Brille von - 1 Dioptrie tragen.

Aus Sicht der Naturheilkunde spielen andere Faktoren eine wesentliche Rolle für die Entstehung der Alters-Weitsichtigkeit. Wir nehmen an, dass ein Verlust der Flexibilität der Augen-Muskeln zu dieser Seh-Störung führt. Daraus folgt, dass eine Art Muskel-Training, das die Flexibilität durch Dehnung wieder herstellt, notwendig ist. Beim Lesen dieses Textes trainieren Sie bereits die Augen für ein klares Sehen. Sie können die Übungs-Intensität verbessern, wenn Sie eine Brille von -1 Dioptrie tragen.

Übung 8: Konvergenz-Training (dreidimensionale Wahrnehmung)

Indikation: *Konvergenz-Probleme (Probleme mit der dreidimensionalen Wahrnehmung)*

Häufigkeit: *3 mal täglich, ein paar Minuten lang*

Pausen: *mindestens 1 Stunde Pause zwischen den Übungen*

Und so geht's:

1. *Nehmen Sie eine dicke Schnur von 2 Metern Länge. Machen Sie etwa in Abständen von 10 Zentimetern einen Knoten hinein, und malen Sie die Knoten mit einem Marker rot oder schwarz an, um sie von der Umgebung zu unterscheiden.*
2. *Befestigen Sie ein Ende der Schnur an einer Türklinke, das andere Ende halten Sie an Ihre Nasenspitze. Halten Sie die Schnur fest gespannt.*

3. *Schauen Sie auf jeden einzelnen Knoten. An jedem Knoten, den Sie betrachten, werden Sie ein X sehen. Wandern Sie mit Ihrer Aufmerksamkeit von einem Knoten zum nächsten, und beobachten Sie, wie das X von Knoten zu Knoten springt.*

4. *Gelingt es Ihnen mühelos, das X sofort zu sehen, dann ist Ihre Konvergenz wieder hergestellt. Überprüfen Sie in Zukunft immer wieder einmal die Konvergenz. Verschlechtert sich diese wieder, dann praktizieren Sie die Konvergenz-Übung erneut für einige Tage.*

Übung 9: Schnur-Übung

Indikation:	*Kurzsichtigkeit*
Häufigkeit:	*3 mal täglich jeweils 5 Minuten*
Pausen:	*mindestens 2 Stunden Pause zwischen den Übungen*
Arbeitsmittel:	*Für die folgende Übung brauchen Sie eine Schnur von 1,50 Meter Länge sowie einen Stift mit großem Aufdruck auf heller Farbe.*

Und so geht's:

1. *Befestigen Sie die Schnur an einem Türknauf. Das andere Ende der Schnur halten Sie unter das rechte Auge an den Wangen-Knochen.*

2. *Halten Sie den Stift neben die Schnur. Gleiten Sie mit dem Stift entlang der Schnur so nahe an Ihr Gesicht heran, bis der Text auf dem Stift nicht mehr klar lesbar ist.*

3. *Bevor Sie mit dem Training beginnen, markieren Sie mit dem Stift den Nah-Punkt, bei dem Sie noch absolut klar sehen. Dieser Nah-Punkt sollte höchstens 15 Zentimeter von Ihrem Gesicht entfernt sein. Ist der Punkt weiter als 15 Zentimeter entfernt, entwickelt sich wahrscheinlich eine Alters-Weitsichtigkeit.*

4. *Finden Sie jetzt den Fern-Punkt, indem Sie den Stift so weit vom Gesicht entfernen halten, bis Sie ihn in der Ferne nicht mehr klar erkennen können. Markieren Sie den Fern-Punkt auf der Schnur, an dem Sie gerade eben noch die Aufschrift klar lesen können.*

5. *In der Tabelle auf Seite 139 können Sie jetzt Ihre Seh-Fähigkeit in Dioptrien ablesen.*

6. *Wiederholen Sie dasselbe mit dem linken Auge.*

7. *Jetzt können Sie mit der Übung beginnen.*

8. *Schließen Sie das linke Auge, und schauen Sie mit dem rechten Auge auf den Stift. Bewegen Sie den Stift zum Fern-Punkt. Lassen Sie jetzt den Stift jeweils*

bis 10 Zentimeter an der Schnur vor- und zurückgleiten. Folgen Sie der Bewegung mit Ihrem Blick.

9. *Wiederholen Sie die Übung nun mit dem anderen Auge.*

Wichtig: Sollte ein Auge besser sehen als das andere, liegt eine Anisometropie (ein Auge sieht besser als das andere) vor. Diese muss zuerst korrigiert werden, da sich sonst eine Amblyopie (Schwach-Sichtigkeit auf dem schlechteren Auge) entwickeln kann, bei der das Gehirn dieses Auge regelrecht abschaltet, wodurch es aus naturheilkundlicher Sicht degenerieren kann.

Sollten die Augen bei der Schnur-Übung also unterschiedlich weit sehen, dann trainieren Sie das schwächere Auge so lange mit dieser Übung, bis beide Augen gleich weit sehen. Die anderen Augen-Übungen können in dieser Zeit trotzdem durchgeführt werden.

Tabelle zur Bestimmung Ihrer Dioptrien:

Entfernung zum Fern-Punkt	Dioptrien
100,0 cm	- 1,0
75,0 cm	- 1,5
50,0 cm	- 2,0
40,0 cm	- 2,5
33,0 cm	- 3,0
28,0 cm	- 3,5
25,0 cm	- 4,0
22,5 cm	- 4,5
20,0 cm	- 5,0
18,0 cm	- 5,5
15,0 cm	- 6,0
14,0 cm	- 7,0
12,5 cm	- 8,0
11,0 cm	- 9,0
10,0 cm	- 10,0

Anhang

Übersichts-Tabellen

Bei den in der Tabelle genannten Medikamenten handelt es sich um langjährige Erfahrungswerte aus der naturheilkundlichen Augen-Therapie. In keinem Falle handelt es sich um Werbung für Hersteller oder Medikamente.

Bevor Sie die Hinweise in der Tabelle nachschlagen, möchten wir Ihnen noch ein paar Empfehlungen geben, die Ihnen den Umgang mit der Tabelle erleichtern sollen.

Die Tabelle verfügt über vier Spalten. In der Überschrifts-Zeile-Spalte sind Krankheits-Bilder wie Makula-Degeneration oder Symptome wie zum Beispiel „stechender Schmerz" genannt.

In der ersten Spalte finden Sie Therapie-Hinweise, wie Augen-Akupunktur oder Licht-Therapie. Bei Augen-Krankheiten, bei denen Augen-Akupunktur sich als besonders effektiv erwiesen hat, wird die Wichtigkeit dieser Therapie-Form durch Unterstreichung und „Ausrufezeichen!" hervorgehoben.

In der zweiten Spalte finden Sie Angaben zu Augen-Übungen, die die Problematik eventuell lindern können.

In der dritten Spalte finden Sie Hinweise zu biochemischen Mitteln, beziehungsweise komplex-homöopathischen Medikamenten. In vielen Fällen reichen diese Medikamente aus, um Linderung bei den verschiedenen Leiden zu erzielen. In einigen Fällen wird allerdings auf die Wichtigkeit einer ausführlichen Anamnese durch einen erfahrenen Naturheilkunde-Therapeuten hingewiesen, da der Krankheit zugrunde liegende Störungen unbedingt mitbehandelt werden müssen. Angaben zur richtigen Dosierung der Medikamente finden Sie in den einzelnen Kapiteln im Teil III des Buches.

Die Ratschläge und Empfehlungen dieses Buches wurden von den Autoren nach bestem Wissen und Gewissen erarbeitet. Sie haben sich in der Praxis in vielen Fällen erfolgreich bewährt. Dennoch kann eine Garantie nicht übernommen werden. Eine Haftung der Autoren, des Verlags oder seiner Beauftragten für Personen-, Sach- oder Vermögensschäden ist ausgeschlossen.

Bei spontanen Irritationen oder Schmerzen muss der Patient sofort den Augen-Arzt oder die Klinik aufsuchen. Denken Sie bitte daran, ihre Fortschritte regelmäßig vom Arzt kontrollieren zu lassen.

Naturheilkundliche Anwendungen	Augen-Übungen
Myopie bis 3 dpt.	
Licht-Therapie: 3 mal tägl. lichtgrün 10 Minuten, 2 mal täglich gelb, 10 Minuten bei offenen Augen	• **Augen-Übung 1** • **Augen-Übung 2** • **Augen-Übung 5** • **Augen-Übung 9** Sollte zusätzlich eine Hornhaut-Verkrümmung vorliegen, korrigieren Sie bitte erst diese mit den Übungen 3 und 4 (Mit dem Astigmatismus-Spiegel auf Seite 179 können Sie testen, ob eine solche bei Ihnen vorliegt)
Myopie ab 4 dpt.	
Augen-Akupunktur!	• **Augen-Übung 1** • **Augen-Übung 2** • **Augen-Übung 5** • **Augen-Übung 9** Sollte zusätzlich eine Hornhaut-Verkrümmung vorliegen, korrigieren Sie diese zuerst mit den Übungen 3 und 4 (Mit dem Astigmatismus-Spiegel auf Seite 179 können Sie testen, ob eine solche bei Ihnen vorliegt)

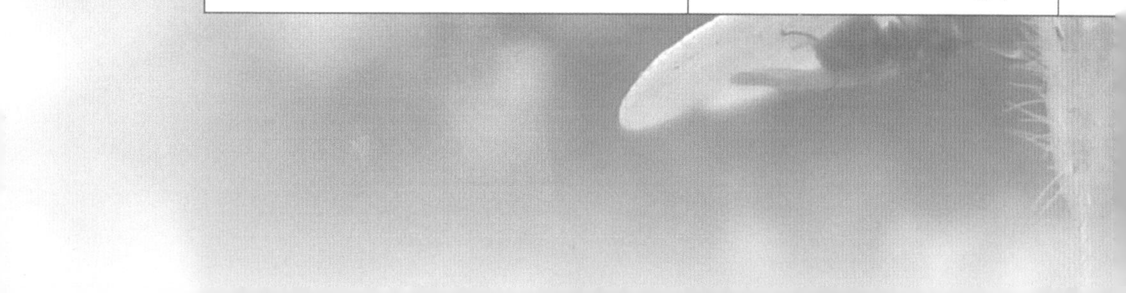

Homöopathische Mittel, biochemische Mittel, Komplex-Homöopathie	Was kann ich zusätzlich unternehmen
	Hypnose
Homöopathie: Aloe D2, Fa. Daniel Schumacher, 30 Tage lang einmal täglich eine Injektion (subcutan), danach 30 Tage Pause, dann wieder 30 Tage je eine Ampulle täglich injizieren. Patienten, die niemanden haben, der ihnen dieses Mittel injizieren kann, können den Inhalt der Ampullen auch trinken. Bitte das Mittel 3 Minuten im Mund behalten, dann hinunterschlucken.	Gegebenenfalls **Hypnose**

Naturheilkundliche Anwendungen	Augen-Übungen
Hornhaut-Verkrümmung (Astigmatismus)	
Licht-Therapie: 3 mal tägl. lichtgrün, 10 Minuten, 2 mal tägl. gelb, 10 Minuten bei offenen Augen	• **Augen-Übung 3** • **Augen-Übung 4**
Weitsichtigkeit (Presbyopie und Hyperopie)	
Licht-Therapie: 3 mal tägl. lichtgrün, 10 Minuten, 2 mal tägl. gelb, 10 Minuten bei offenen Augen, nicht direkt in die Lampe schauen!	• **Augen-Übung 1** • **Augen-Übung 2** • **Augen-Übung 6** • **Augen-Übung 7**

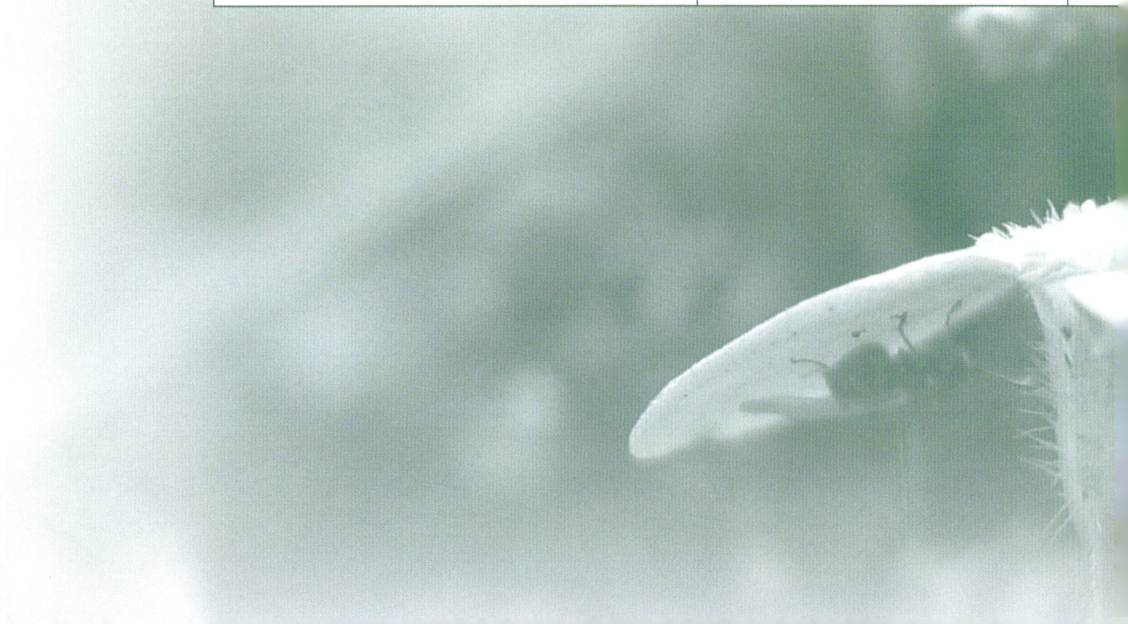

Homöopathische Mittel, biochemische Mittel, Komplex-Homöopathie	Was kann ich zusätzlich unternehmen
	Frisch gepresste Frucht- und Gemüsesäfte (siehe Rezept-Teil im Kapitel Ernährung)
Homöopathie: Wenn bei längerem Fixieren Gegenstände schlecht erkannt werden: calcium carbonicum D 12 Schlechtes Sehen in der Nähe, Neigung zu eitrigen Ausschlägen: silicea D 12 Jeweils 3 mal tägl. 2 Tabl. auf der Zunge zergehen lassen	

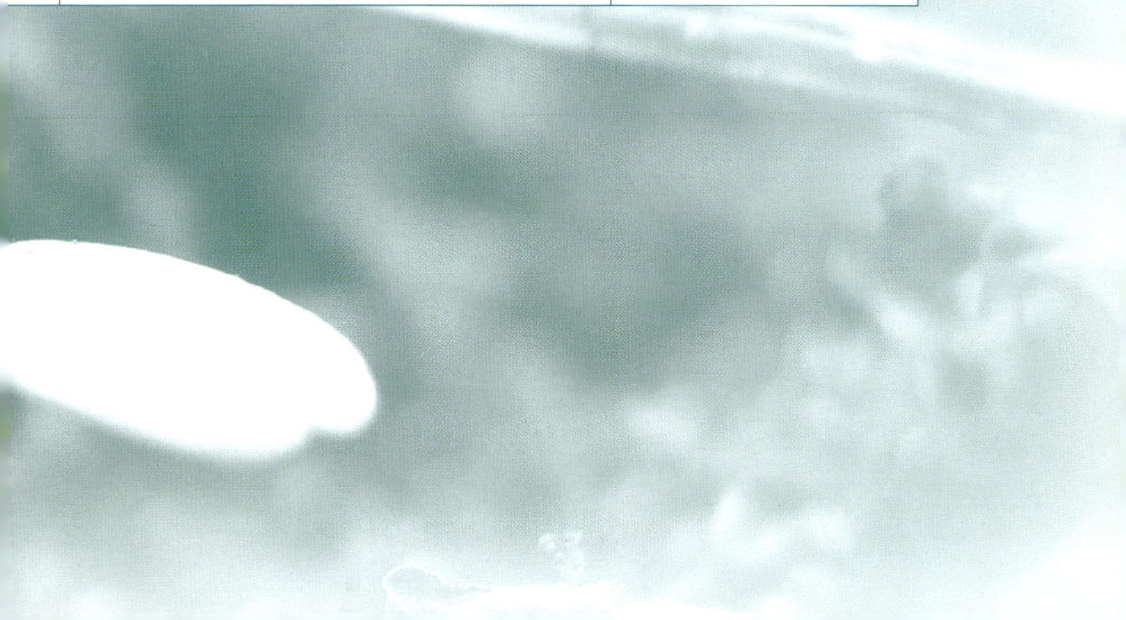

Naturheilkundliche Anwendungen	Augen-Übungen
Grauer Star (Katarakt)	
Augenbäder mit isotonischer Kochsalz-Lösung, alternativ: Augenbäder mit den in der rechten Spalte aufgezählten Biomineralien, Herstellung der Augenbäder wie im selbigen Kapitel beschrieben! **Licht-Therapie:** 2 mal tägl. rot, 15 Minuten, 2 mal tägl. lichtgrün, 20 Minuten, Augen öffnen und in die Lampe blicken	Anregung des Augen-Stoffwechsels mit • **Augen-Übung 1** • **Augen-Übung 2**

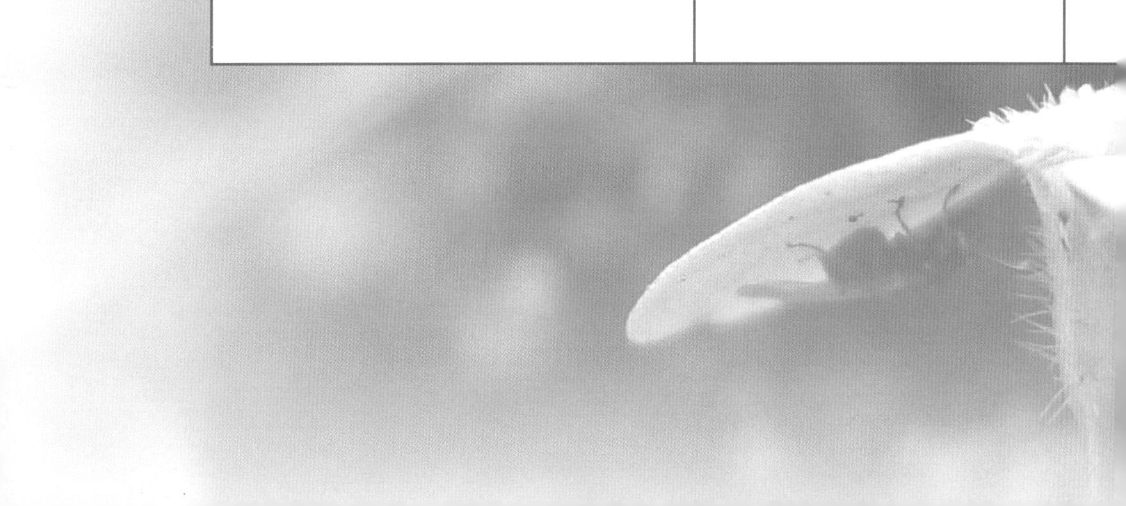

Homöopathische Mittel, biochemische Mittel, Komplex-Homöopathie	Was kann ich zusätzlich unterneh-men
Biochemie nach Dr. Schüßler: • Nr. 1 calcium fluoratum D 6 • Nr. 4 kalium chloratum D 6 • Nr. 8 natrium chloratum D 6 • Nr. 9 natrium phosphoricum D 6 • Nr. 11 silicea D 12 • Nr. 19 cuprum arsenicum D 6 • Nr. 21 zincum chloratum D 6 • Nr. 26 selenium D 6 1 mal tägl. je 4 Tabletten in ein großes Glas mit gutem Quellwasser geben und über den Tag verteilt in kleinen Schlucken trinken Alternativ die folgenden **Medikamente von Horvi:** • Horvi-Enzym comp 12 • Horvi-Enzym comp 12 a • Horvi-Enzym Naja forte Jeweils 3 mal täglich 10 Tropfen unter die Zunge träufeln und mindestens eine Minute im Mund behalten (siehe Herstellerangaben)	**Frisch gepresste Frucht- und Gemüsesäfte** (siehe Rezept-Teil im Kapitel Ernährung)

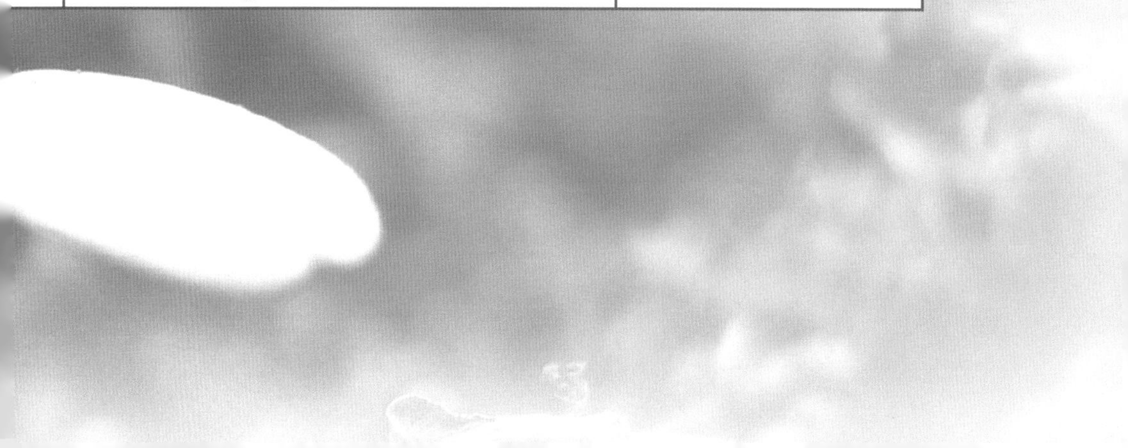

Naturheilkundliche Anwendungen	Augen-Übungen
Makula-Degeneration (MD)	
Augen-Akupunktur! **Atem-Übungen** **Magnetfeld-Therapie** **Licht-Therapie:** mindestens 2 mal tägl. lichtgrün, 30 Minuten, Augen öffnen und an der Lampe vorbeiblicken!	Leichte Augendehn-Übung (nicht bei akuten Netzhaut-Blutungen) • **Augen-Übung 1** • **Augen-Übung 2**

Homöopathische Mittel, biochemische Mittel, Komplex-Homöopathie	Was kann ich zusätzlich unternehmen
Naturheilkundliche Medikamente ergeben sich aus der persönlichen Anamnese Bei der trockenen MD sollte an **Milz- und Lebermittel** gedacht werden sowie an **durchblutungsfördernde Maßnahmen** Bei der feuchten MD sollten **Nieren-, Milz- und Lebermittel** in Erwägung gezogen werden. Zur Unterstützung kann der Betroffene folgende **biochemischen Mittel nach Dr. Schüßler** einnehmen: • Nr. 3, ferrum phosphoricum D 12 • Nr. 4, kalium chloratum D 6 • Nr. 5, kalium phosphoricum D 6 • Nr. 8, natrium chloratum D 6 • Nr. 9, natrium phosphoricum D 6 • Nr. 11, silicea D 12 • Nr. 21, zincum chloratum D 6 • Nr. 26, selenium D 6 1 mal tägl. je 4 Tabletten in ein großes Glas mit gutem Quellwasser geben und über den Tag verteilt in kleinen Schlucken trinken	**Hypnose** **Täglich frisch gepresste Gemüsesäfte** (siehe Rezept-Teil im Kapitel Ernährung) **Luteine** können Sie mit Paprika zu sich nehmen oder über Algen, die es in Tablettenform in Reformhäusern gibt (z.B. sun chlorella), sowie über den Verzehr von Eigelb, Brokkoli, Spinat

Naturheilkundliche Anwendungen	Augen-Übungen	
Aderhaut-Entzündung (Chorioiditis, Uveitis)		
<u>**Augen-Akupunktur!**</u> **Licht-Therapie:** 2 mal tägl. lichtgrün, 10 Minuten, 2 mal täglich blau, 10 Minuten, Augen anfangs geschlossen halten, nach abklingender Entzündung mit offenen Augen		

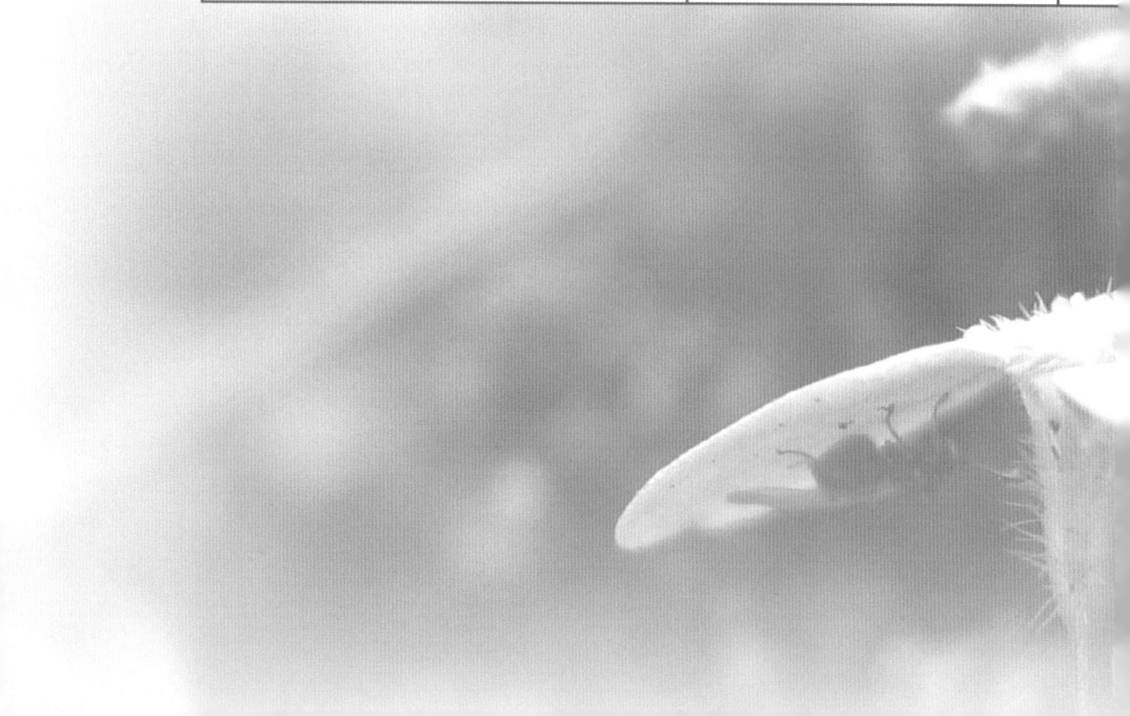

Homöopathische Mittel, biochemische Mittel, Komplex-Homöopathie	**Was kann ich zusätzlich unternehmen**
Horvi: • Horvi-Enzym comp 12 • Horvi-Enzym comp 12 a Jeweils 3 mal tägl. 10 Tropfen Zusätzlich: **Regenaplex:** Nr. 76 a, 31 a, 31 b, 6, 50 a, 506 c, 3, je 10 Tropfen in ein Glas Quellwasser und über den Tag verteilt in kleinen Schlucken trinken. Zusätzlich: **Biochemie nach Dr. Schüßler:** Nr. 3, ferrum phosphoricum D 12	**Hypnose**, Aufdeckung der Entstehungs-Momente

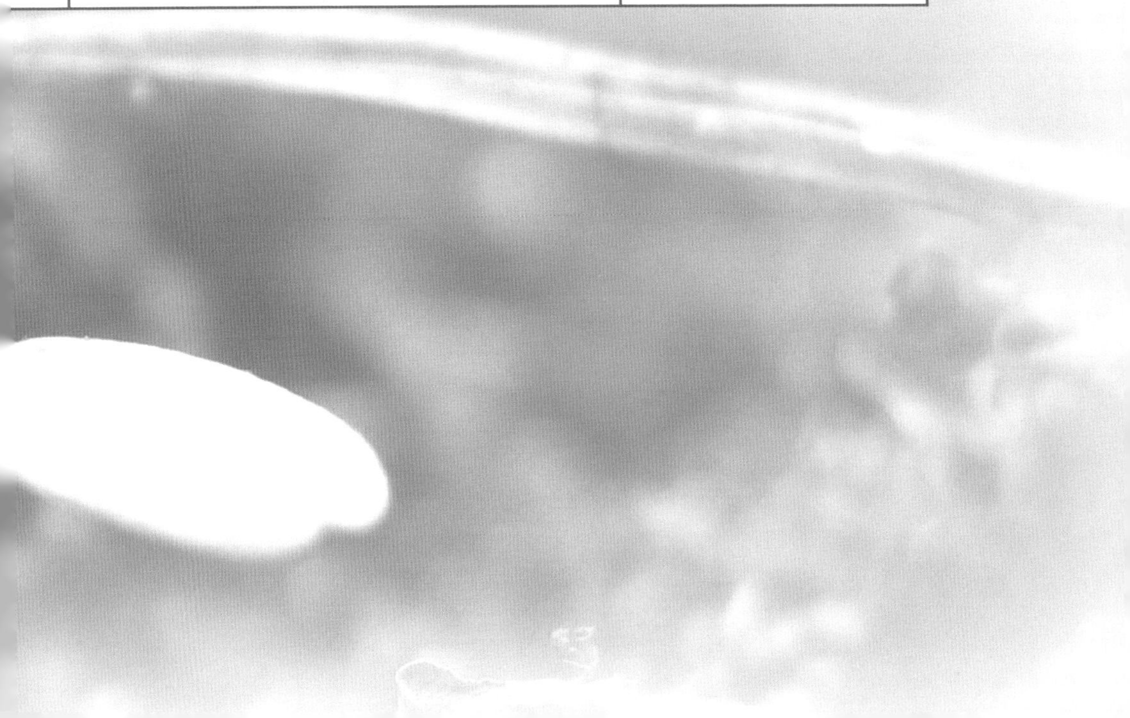

Naturheilkundliche Anwendungen	Augen-Übungen	
Bindehaut-Entzündung		
Augenbäder in isotonischer Kochsalz-Lösung. Fügen Sie der Augen-Badewanne eine Injektions-Ampulle Traumeel bei. **Licht-Therapie:** 2 mal tägl. lichtgrün, 10 Minuten, 2 mal tägl. blau, 10 Minuten, Augen anfangs geschlossen halten, nach abklingender Entzündung mit offenen Augen		

Homöopathische Mittel, biochemische Mittel, Komplex-Homöopathie	Was kann ich zusätzlich unternehmen
Bachblüten: je einen Tropfen auf das geschlossene linke Auge Star of Bethlehem, auf das rechte Auge Chicory. **Vorsicht:** Augen geschlossen lassen, bis der Alkohol verdunstet ist! Alternativ: **ISO-Augentropfen:** nach Herstellerangaben **Regenaplex:** Nr. 114 und 77 a, je 10 Tropfen täglich **Biochemie nach Dr. Schüßler:** • Nr. 3, ferrum phosphoricum D 12 • Nr. 9, natrium sulfuricum D 6, 3 mal täglich je 4 Tabletten **Homöopathie:** Nach Zugluft, Infektion, Erkältung mit Hitze, Trockenheit oder brennendem Schmerz: Belladonna D 6, 3 mal täglich ein Tablette Durch Allergie oder Infektion: gerötete, brennende, schmerzende Augen: Euphrasia D 6, 3 mal täglich eine Tablette	**Frisch gepresste Frucht- und Gemüsesäfte** (siehe Rezept-Teil im Kapitel Ernährung)

Naturheilkundliche Anwendungen	Augen-Übungen	
Gersten-Korn (Hordeolum)		
Glaskörper-Trübungen		
	Begleitend zur medikamentösen Therapie ein sanftes Augen-Training mit folgenden Übungen: • **Augen-Übung 1** • **Augen-Übung 2**	

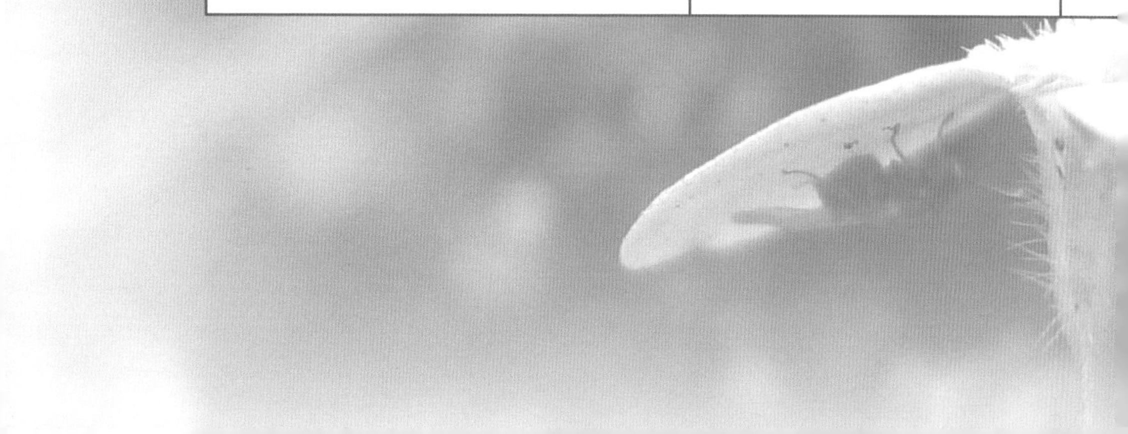

Homöopathische Mittel, biochemische Mittel, Komplex-Homöopathie	**Was kann ich zusätzlich unternehmen**
ISO-Augentropfen nach Herstellerangeben **Regenaplex:** Nr. 117 a, einmal täglich 10 Tropfen Alternativ lohnt ein Versuch mit **Biochemie nach Dr. Schüßler:** Nr. 9, natrium phosphoricum D 6, 3 mal täglich 4 Tabletten	
Horvi: • Horvi-Enzym comp 12 • Horvi-Enzym comp 12 a Jeweils 3 mal tägl. 10 Tropfen Zusätzlich: **Regenaplex:** Nr. 114 und 50 a einmal täglich 10 Tropfen **Biochemie nach Dr. Schüßler:** Nr. 8, natrium chloratum D 6, 3 mal täglich 4 Tabletten	**Frisch gepresste Frucht- und Gemüsesäfte** (siehe Rezept-Teil im Kapitel Ernährung)

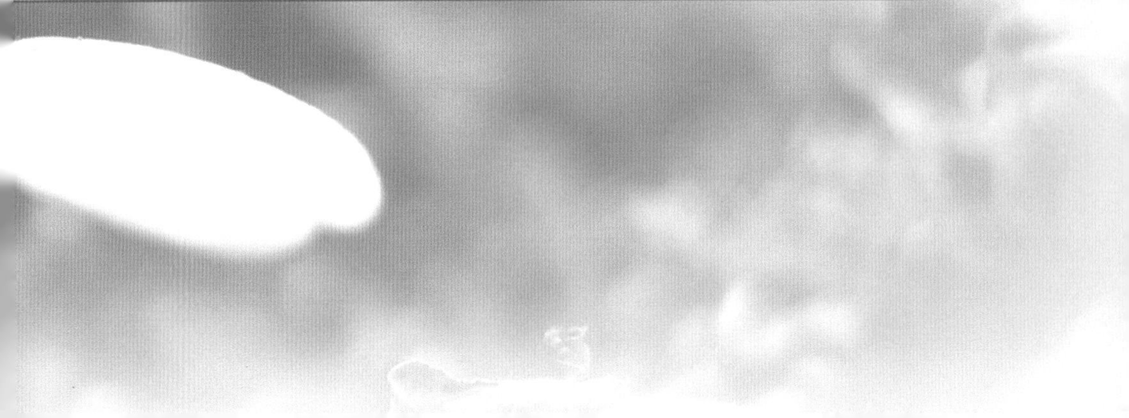

Naturheilkundliche Anwendungen	Augen-Übungen	
Grüner Star (Glaukom) - Die folgenden Hinweise gelten **nicht** für c		
Augen-Akupunktur! **Energetisierte Atemluft,** **Augenbäder** in isotonischer Kochsalz-Lösung **Licht-Therapie:** mindestens 2 mal tägl. lichtgrün, 30 Minuten, Augen öffnen und in die Lampe blicken!	• **Augen-Übung 1** • **Augen-Übung 2**	
Lidrand-Entzündung		
Licht-Therapie: 2 mal tägl. lichtgrün, 10 Minuten, 2 mal tägl. blau, 10 Minuten, Augen anfangs geschlossen halten, nach abklingender Entzündung mit offenen Augen		

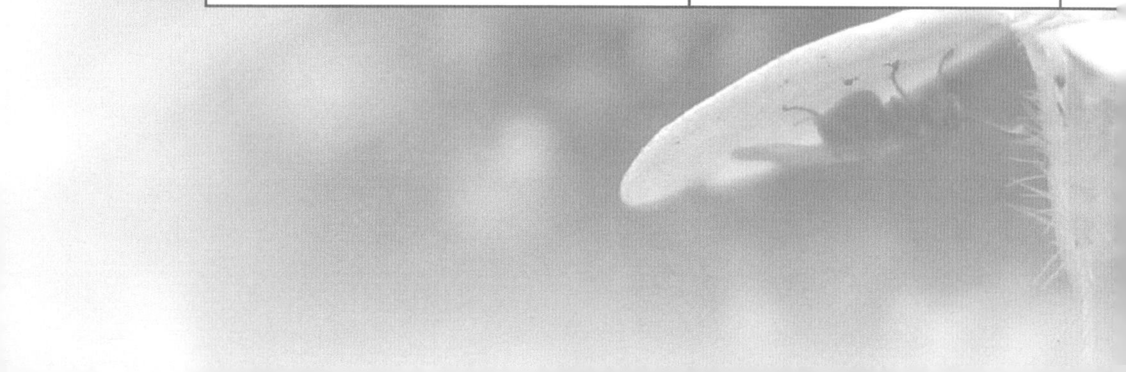

Homöopathische Mittel, biochemische Mittel, Komplex-Homöopathie	Was kann ich zusätzlich unternehmen
…le! Akute Fälle gehören sofort in die Klinik!	
Horvi: • Horvi-Enzym comp 12 • Horvi-Enzym comp 12 a • Horvi-Enzym Naja forte Jeweils 3 mal täglich 10 Tropfen unter die Zunge träufeln und mindestens eine Minute im Mund behalten (siehe Herstellerangaben) Zusätzlich: **Regenaplex:** Nr. 511 a, 511 b, 50 a, 51 a, 51 b, 51 c, 25 b, 506 c, 506 b, 79, 99 a, 54 b (Langzeit-Therapie durch erfahrenen Regena-Therapeuten)	**Autogenes Training, Hypnose, Nikotin-, Kaffee- und Fleisch-Verbot!** **Vitaminreiche Kost mit frischem Obst und Gemüse, Frisch gepresste Frucht- und Gemüsesäfte** (siehe Rezept-Teil im Kapitel Ernährung)
Regenaplex: Nr. 117 a, 6, 36 a, 50 a, 510a, 71 a und 71 b, je einmal täglich 10 Tropfen Zusätzlich: **Biochemie nach Dr. Schüßler:** Nr. 3, ferrum phosphoricum D 12, 3 mal täglich 4 Tabletten	**Traumeel-Salbe** auf dem geschlossenen Augenlid stündlich einreiben

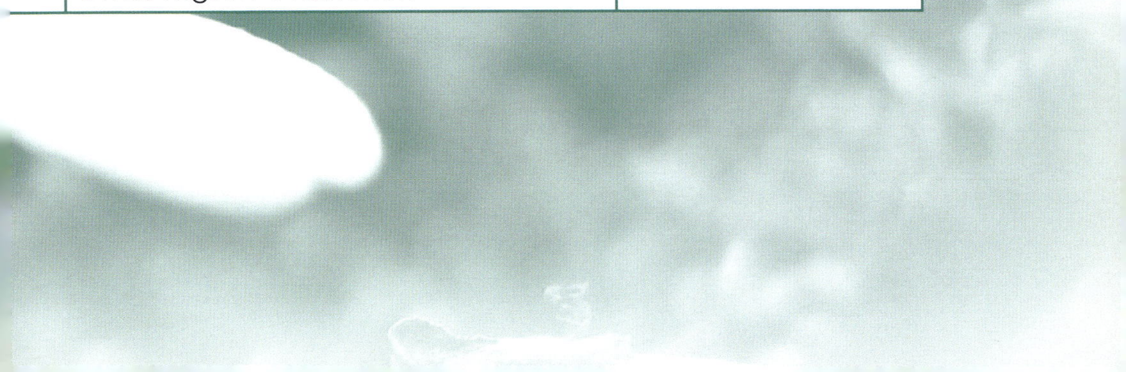

Naturheilkundliche Anwendungen	Augen-Übungen	
Nacht-Blindheit		
Augen-Akupunktur!	• Augen-Übung 1 • Augen-Übung 2	
Netzhaut-Ablösung (Ablatio retinae), im akuten Stadium: Klinik!		
Augen-Akupunktur!		
Oberlid hängt herab (Ptosis)		

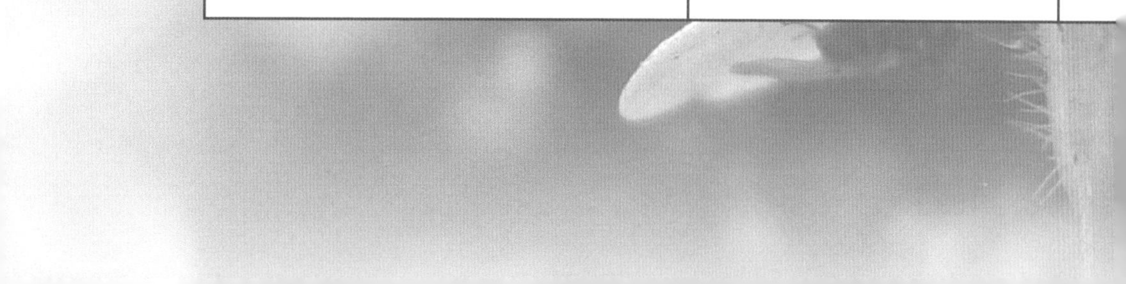

Homöopathische Mittel, biochemische Mittel, Komplex-Homöopathie	Was kann ich zusätzlich unternehmen
Regenaplex: Nr. 78 d, einmal täglich 10 Tropfen **Biochemie nach Dr. Schüßler:** Nr. 8, natrium chloratum D 6, 3 mal täglich 4 Tabletten	**Vitaminreiche Kost mit frischem Obst und Gemüse, frisch gepresste Frucht- und Gemüsesäfte** (siehe Rezept-Teil im Kapitel Ernährung)
Regenaplex: Nr. 78 a !, 33/5, 506 a, 506 c, 50 a, 50 b, 50 c je einmal täglich 10 Tropfen Therapie durch erfahrenen Regena-Therapeuten! **Homöopathie:** Gelsemium D 6 , 3 mal täglich 1 Tablette	**Frisch gepresste Frucht- und Gemüsesäfte** (siehe Rezept-Teil im Kapitel Ernährung)
Regenaplex: Nr. 203, 74a, 71 a, 71 b, 3, 36 a, 36 b, 6, je 10 Tropfen in ein Glas Wasser und über den Tag verteilt in kleinen Schlucken trinken äußerlich Regena-Hautfluid W	

Naturheilkundliche Anwendungen	Augen-Übungen
Regenbogenhaut-Entzündung (Iritis, Iridozyklitis)	
Augen-Akupunktur! **Licht-Therapie:** 2 mal tägl. lichtgrün, 10 Minuten, 2 mal tägl. blau, 10 Minuten, Augen anfangs geschlossen halten, nach abklingender Entzündung mit offenen Augen	

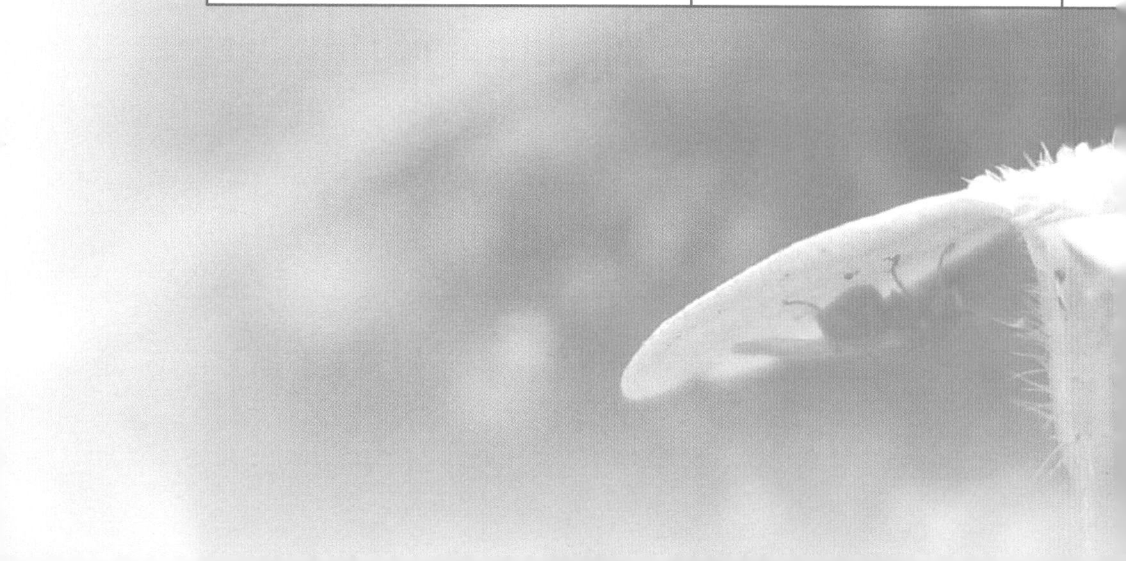

Homöopathische Mittel, biochemische Mittel, Komplex-Homöopathie	Was kann ich zusätzlich unternehmen
Regenaplex: Nr. 3, 36 a, 36 b, 36 c, 6, 50 a, 114, 76 a, 85, 48 a, 510 a je 10 Tropfen in ein Glas Wasser und über den Tag verteilt in kleinen Schlucken trinken **Bachblüten:** je einen Tropfen auf das geschlossene linke Auge Star of Bethlehem, auf das rechte Auge Chicory. **Vorsicht:** Augen mindestens 2 Minuten geschlossen lassen, bis der Alkohol verdunstet ist! Zusätzlich: **Biochemie nach Dr. Schüßler:** Nr. 3, ferrum phosphoricum D 12, 3 mal täglich 4 Tabletten Es müssen alle begleitenden Krankheiten mittherapiert werden!	**Frisch gepresste Frucht- und Gemüsesäfte** (siehe Rezept-Teil im Kapitel Ernährung)

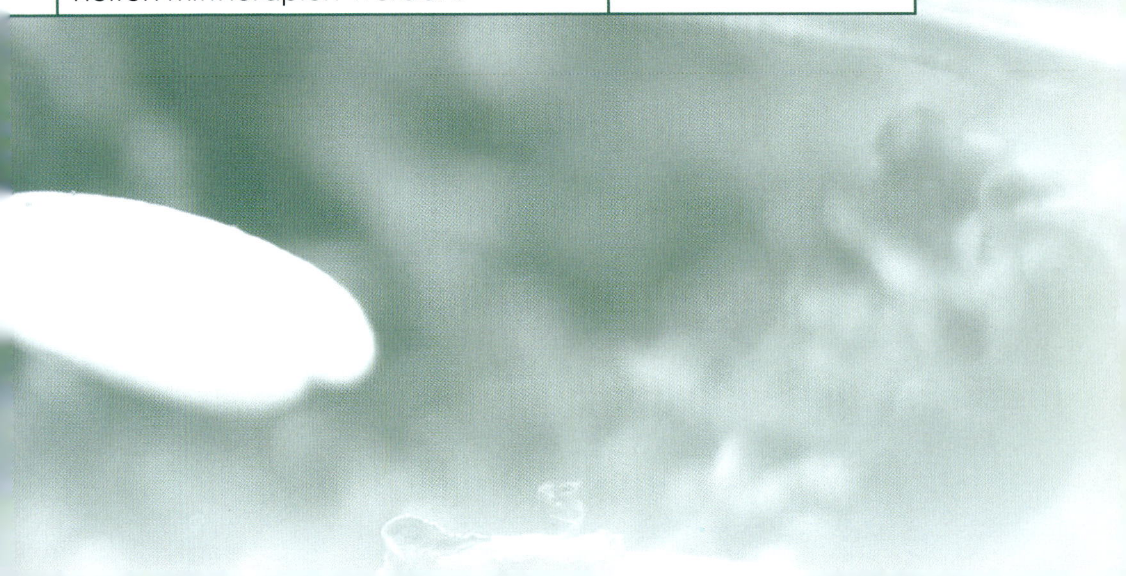

Naturheilkundliche Anwendungen	**Augen-Übungen**
Schielen	
Augen-Akupunktur! **Neural-Therapie**	• **Augen-Übung 1** • **Augen-Übung 2** • **Augen-Übung 8** Einzel-Training beim Heilpraktiker wird empfohlen
Trockenes Auge	
Augenbäder in isotonischer Kochsalz-Lösung	

Homöopathische Mittel, biochemische Mittel, Komplex-Homöopathie	Was kann ich zusätzlich unternehmen
Falls nach Infektion aufgetreten: **Regenaplex:** Nr. 74, 203, 71 a, 36 a, 6, 3, 50 a, 89 a je 10 Tropfen in ein Glas Wasser und über den Tag verteilt in kleinen Schlucken trinken **Homöopathie:** Nach außen schielen: Phosphorus D 12 , 3 mal täglich 1 Tablette Nach innen schielen, bräunliche Augenringe: Cina D 6, 3 mal täglich 1 Tablette	**Hypnose**
Regenaplex: Nr. 39 a, 78 c, 50 a, 51 a, 51 b, 51 c, 6, 33/1, 7 , je 10 Tropfen in ein Glas Wasser und über den Tag verteilt in kleinen Schlucken trinken **Biochemie nach Dr. Schüßler:** Nr. 8, natrium chloratum D 6, 3 mal täglich 4 Tabletten	Einmal tägl. ¼ TL **basisches Salz** in einem Glas Wasser trinken (naturbelassenes Salz)

Naturheilkundliche Anwendungen	Augen-Übungen	
Gesichtsfeld-Ausfall (Skotom) bei Stress		
Augen-Akupunktur	• **Augen-Übung 1** • **Augen-Übung 2**	
Absonderungen, honiggelb, verklebt		
Augenbäder in isotonischer Kochsalz-Lösung		
Augenbrennen		
Augenbäder in isotonischer Kochsalz-Lösung		

Homöopathische Mittel, biochemische Mittel, Komplex-Homöopathie	Was kann ich zusätzlich unternehmen
Homöopathie: Aloe D2, Fa. Daniel Schumacher, 30 Tage lang einmal täglich eine Injektion (subcutan), danach 30 Tage Pause, dann wieder 30 Tage je eine Ampulle täglich injizieren. Patienten, die niemanden haben, der ihnen dieses Mittel injizieren kann, können den Inhalt der Ampullen auch trinken. Bitte das Mittel 3 Minuten im Mund behalten, dann hinunterschlucken.	**Hypnose, Autogenes Training**
Biochemie nach Dr. Schüßler: Nr. 9, natrium sulfuricum D6, 3 mal täglich 4 Tabletten	
Biochemie nach Dr. Schüßler: • Nr. 8, natrium chloratum D 6, • Nr. 12 calcium sulfuricum D6, je 3 mal täglich 4 Tabletten **Regenaplex:** Nr. 114, einmal täglich 10 Tropfen	

Naturheilkundliche Anwendungen	Augen-Übungen	
Ausfluss, gelblich		
Augenbäder in isotonischer Kochsalz-Lösung		
Augen schmerzen bei Bewegung		
Flimmern vor den Augen		
Augen-Akupunktur		
Funken- oder Farbensehen		
Augen-Akupunktur		

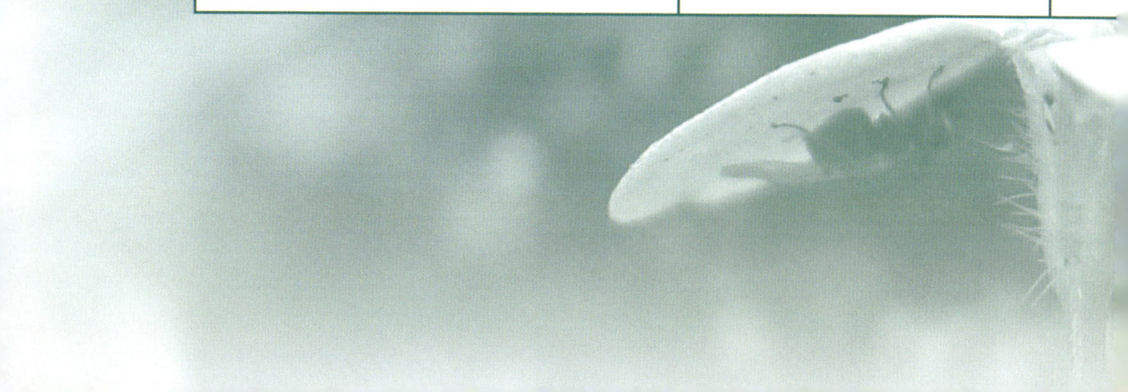

Homöopathische Mittel, biochemische Mittel, Komplex-Homöopathie	Was kann ich zusätzlich unternehmen
Biochemie nach Dr. Schüßler: • Nr. 6, kalium sulfuricum D 6 • Nr. 12, calcium sulfuricum D 6 Je 3 mal täglich 4 Tabletten	
Biochemie nach Dr. Schüßler: Nr. 3, ferrum phosphoricum D 12, 3 mal täglich 4 Tabletten	
Biochemie nach Dr. Schüßler: • Nr. 7, magnesium phosphoricum D 6 • Nr. 1, calcium fluoratum D 6 • Nr. 2, calcium phosphoricum D 6 je 3 mal täglich 4 Tabletten	Einmal tägl. ¼ TL **basisches Salz** in einem Glas Wasser trinken (naturbelassenes Salz)
Biochemie nach Dr. Schüßler: Nr. 10, natrium sulfuricum D 6, 3 mal täglich 4 Tabletten	Einmal tägl. ¼ TL **basisches Salz** in einem Glas Wasser trinken (naturbelassenes Salz)

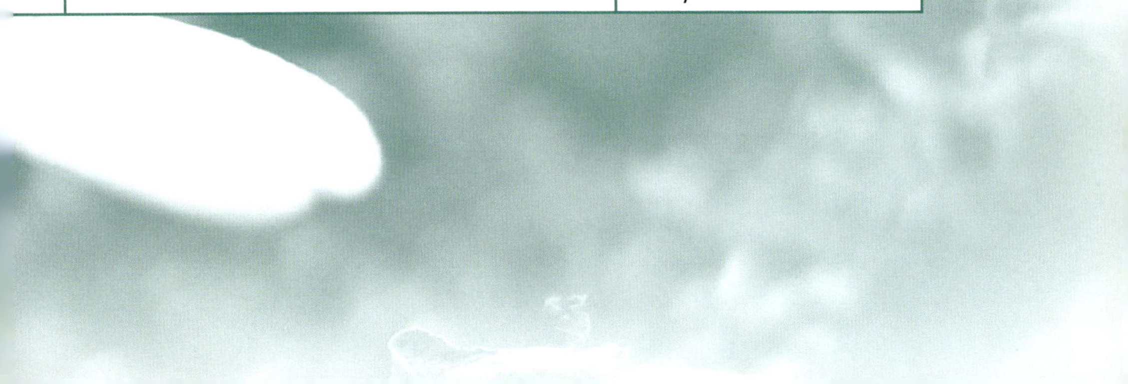

Naturheilkundliche Anwendungen	**Augen-Übungen**	
Hornhaut-Entzündung		
Augenbäder in isotonischer Kochsalz-Lösung, darin eine Tablette Biochemie Nr. 3 auflösen. Vor dem Augenbad abfiltern! Siehe dazu das Kapitel über Augenbäder! **Licht-Therapie:** 2 mal tägl. lichtgrün, 10 Minuten, 2 mal tägl. blau, 10 Minuten, Augen anfangs geschlossen halten, nach abklingender Entzündung mit offenen Augen		
Hornhaut-Narben		
Hornhaut-Trübungen		
Auch als **Augenbad**!		

Homöopathische Mittel, biochemische Mittel, Komplex-Homöopathie	Was kann ich zusätzlich unternehmen
Biochemie nach Dr. Schüßler: Nr. 3, ferrum phosphoricum D 12, 3 mal täglich 4 Tabletten	
Biochemie nach Dr. Schüßler: • Nr. 1, calcium fluoratum D 6 • Nr. 8, natrium chloratum D 6 • Nr. 11, silicea D 12 je 3 mal täglich 4 Tabletten	
Biochemie nach Dr. Schüßler: • Nr. 1, calcium fluoratum D 6 • Nr. 8, natrium chloratum D 6 je 3 mal täglich 4 Tabletten	

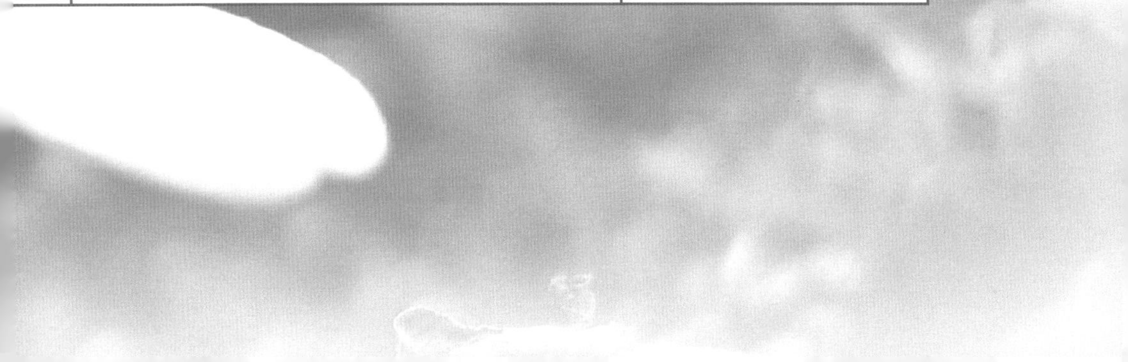

Naturheilkundliche Anwendungen	Augen-Übungen	
Licht-Empfindlichkeit		
Licht-Therapie: 2 mal tägl. lichtgrün, 10 Minuten, 2 mal tägl. blau, 10 Minuten, Augen offen, aber an der Lampe vorbeischauen.	Augen-Training, um den Stoffwechsel am Auge anzuregen • **Augen-Übung 1** • **Augen-Übung 2**	
Schmerz, stechend		
Augen-Akupunktur! **Licht-Therapie:** 2 mal tägl. lichtgrün, 10 Minuten, 2 mal tägl. blau, 10 Minuten, Augen offen		
Augenlid-Krampf		
Augenlid-Zuckungen		

Homöopathische Mittel, biochemische Mittel, Komplex-Homöopathie	Was kann ich zusätzlich unternehmen
Biochemie nach Dr. Schüßler: • Nr. 9, natrium sulfuricum D6 • Nr. 11, silicea D 12 • Nr. 21, zincum chloratum D 6 Je 3 mal täglich 4 Tabletten **Homöopathisch:** Phosphorus C 200 eine Woche lang einmal täglich 5 Globuli **Regenaplex:** Nr. 114, einmal täglich 10 Tropfen	**Hypnose** **Zink** **Frisch gepresste Frucht- und Gemüsesäfte** (siehe Rezept-Teil im Kapitel Ernährung) **Sonnenbrille** tragen
Biochemie nach Dr. Schüßler: Nr. 7, magnesium phosphoricum D 6, Je 3 mal täglich 4 Tabletten	Einmal tägl. ¼ TL **basisches Salz** in einem Glas Wasser trinken (naturbelassenes Salz)
Biochemie nach Dr. Schüßler: Nr. 7, magnesium phosphoricum D 6, 3 mal täglich 4 Tabletten	**Schüssler-Salbe** Nr. 7, magnesium phosphoricum auf dem geschlossenen Augenlid dünn auftragen
Biochemie nach Dr. Schüßler: Nr. 11, silicea D 12 3 mal täglich 4 Tabletten	

Naturheilkundliche Anwendungen	Augen-Übungen	
Hell-dunkel-Anpassung schwierig		
Hornhaut-Geschwür		
Netzhaut-Störung allgemein		
<u>**Augen-Akupunktur!**</u> **Licht-Therapie:** 2 mal tägl. lichtgrün, 10 Minuten, 2 mal tägl. blau, 10 Minuten, mit offenen Augen		
Seh-Schwäche, allgemein		
• **Augen-Übung 1** • **Augen-Übung 2** **Augen-Akupunktur** **Licht-Therapie:** 2 mal tägl. lichtgrün, 20 Minuten bei offenen Augen		

Homöopathische Mittel, biochemische Mittel, Komplex-Homöopathie	Was kann ich zusätzlich unternehmen
Biochemie nach Dr. Schüßler: Nr. 21, zincum chloratum D 6, 3 mal täglich 4 Tabletten	
Biochemie nach Dr. Schüßler: • Nr. 9, natrium sulfuricum D 6 • Nr. 11, silicea D 12 • Nr. 1, calcium fluoratum D 6 • Nr. 12, calcium sulfuricum D 6 einmal tägl. je 4 Tabletten in ein großes Glas mit gutem Quellwasser geben und über den Tag verteilt in kleinen Schlucken trinken	
Biochemie nach Dr. Schüßler: Nr. 21, zincum chloratum D 6 3 mal täglich 4 Tabletten	**Frisch gepresste Frucht- und Gemüsesäfte** (siehe Rezept-Teil im Kapitel Ernährung)
Biochemie nach Dr. Schüßler: • Nr. 5, kalium phosphoricum D 6 • Nr. 8, natrium chloratum D 6 • Nr. 17, manganum sulfuricum D 6 • Nr. 21, zincum chloratum D 6 1 mal tägl. je 4 Tabletten in ein großes Glas mit gutem Quellwasser geben und über den Tag verteilt in kleinen Schlucken trinken	**Hypnose** **Frisch gepresste Frucht- und Gemüsesäfte** (siehe Rezept-Teil im Kapitel Ernährung) **Zink**

Naturheilkundliche Anwendungen	Augen-Übungen	
Seh-Störung, nervöse		
Verblitzte Augen, Blitze, Schatten		
	Palmieren: Reiben Sie Ihre Hände, und legen Sie anschließend die Hände sanft 5 Minuten lang auf die geschlossenen Augen. 3 mal täglich 5 Minuten.	
Netzhaut-Blutung (bis zum Termin beim Augen-Arzt oder in der A		
Augen-Akupunktur!		

Homöopathische Mittel, biochemische Mittel, Komplex-Homöopathie	Was kann ich zusätzlich unternehmen
Biochemie nach Dr. Schüßler: Nr. 14, kalium bromatum D 6 3 mal täglich 4 Tabletten	**Hypnose**
Homöopathie: Phosphorus D 12, eine Woche lang 3 mal täglich eine Tablette	
…ik die folgenden Mittel einnehmen)	
Regenaplex: Nr. 34 a, 5 mal täglich 10 Tropfen direkt auf die Zunge **Traumeel-Tabletten:** 5 mal täglich eine Tablette auf der Zunge zergehen lassen Zusätzlich: Arnica D 12, am ersten Tag stündlich eine Tablette, danach nur noch 3 mal täglich eine Tablette Lachesis D 12, am ersten Tag stündlich eine Tablette, danach nur noch 3 mal täglich eine Tablette	**Stress-Abbau, Hypnose, autogenes Training**

Naturheilkundliche Anwendungen	Augen-Übungen	
Sehnerv-Degeneration (Opticus-Atrophie)		
Augen-Akupunktur! **Licht-Therapie:** 3 mal tägl. lichtgrün, 15 Minuten, Augen offen, aber nicht direkt in die Lampe schauen	• **Augen-Übung 1** • **Augen-Übung 2**	

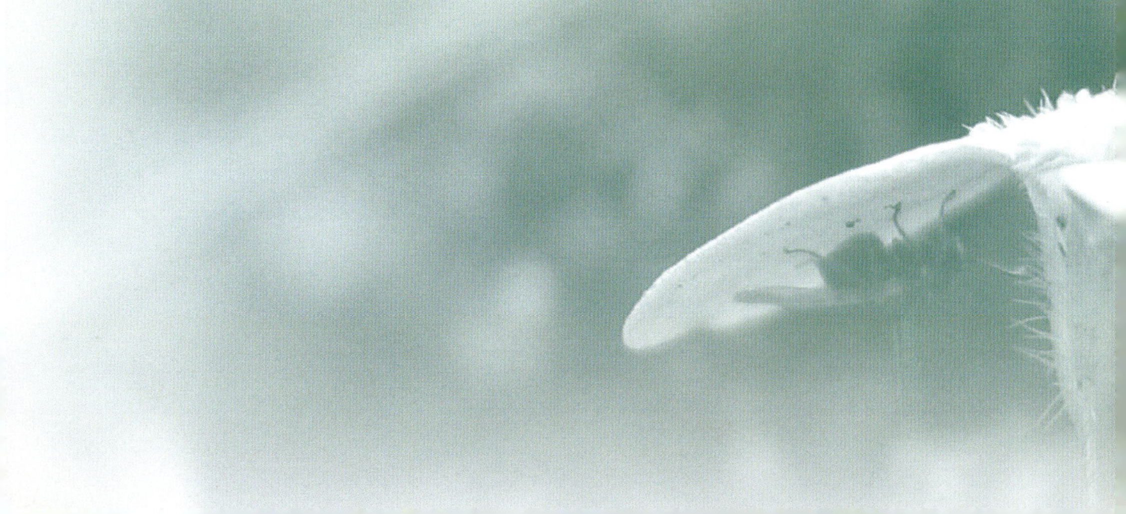

Homöopathische Mittel, biochemische Mittel, Komplex-Homöopathie	Was kann ich zusätzlich unternehmen
Horvi: • Horvi-Enzym comp 12 • Horvi-Enzym comp 12 a • Horvi-Enzym Naja forte Jeweils 3 mal täglich 10 Tropfen unter die Zunge träufeln und mindestens eine Minute im Mund behalten (siehe Herstellerangaben) Zusätzlich: **Regenaplex:** Nr. 3, 36 a, 36 b, 36 c, 6, 50 a, 114, 76 a, 85, 48 a, 510 a, je 10 Tropfen in ein Glas Wasser und über den Tag verteilt in kleinen Schlucken trinken **Homöopathie:** Phosphorus C 200 eine Woche lang morgens 5 Globuli	**Frisch gepresste Frucht- und Gemüsesäfte** (siehe Rezept-Teil im Kapitel Ernährung)

Astigmatismus-Test

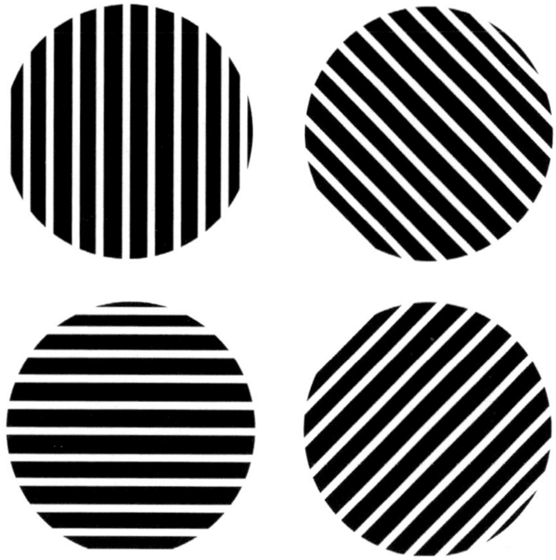

Liegt ein Astigmatismus vor, erscheint einer dieser vier Kreise deutlich dunkler als die anderen.

Astigmatismus-Spiegel

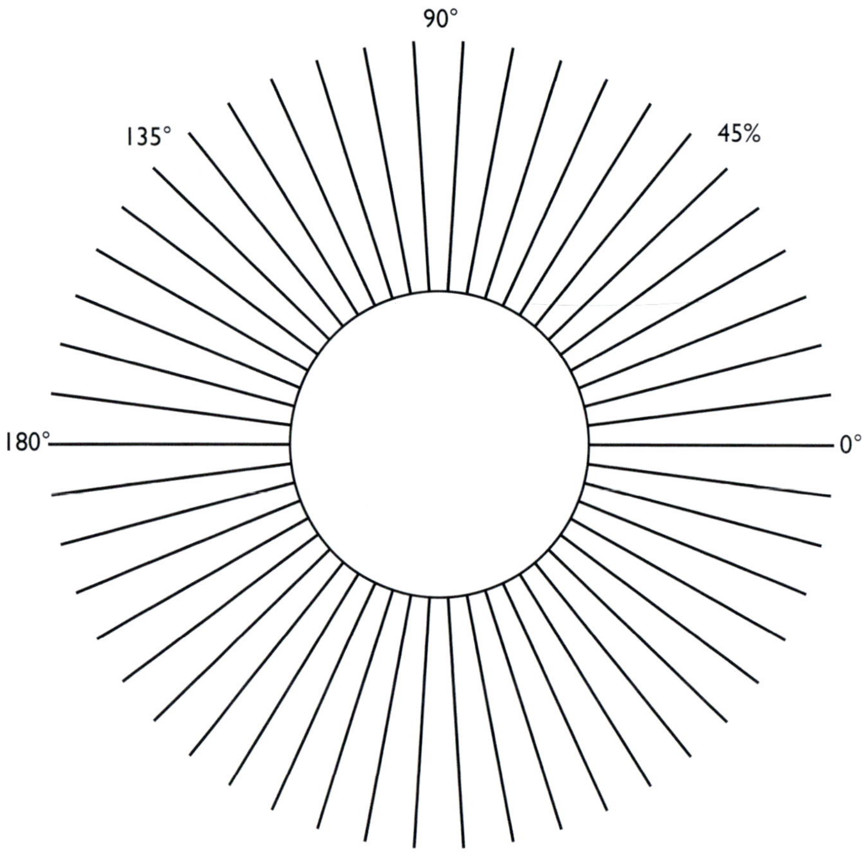

Betrachten Sie bitte diese Abbildung, um zu testen, ob Sie einen Astigmatismus haben.

Liegt ein Astigmatismus vor, erscheinen einige Linien dunkler. Die dunklen Linien zeigen Ihnen Ihre Astigmatismus-Achse.

Test für Netzhaut und Makula (Amsler-Gitter)

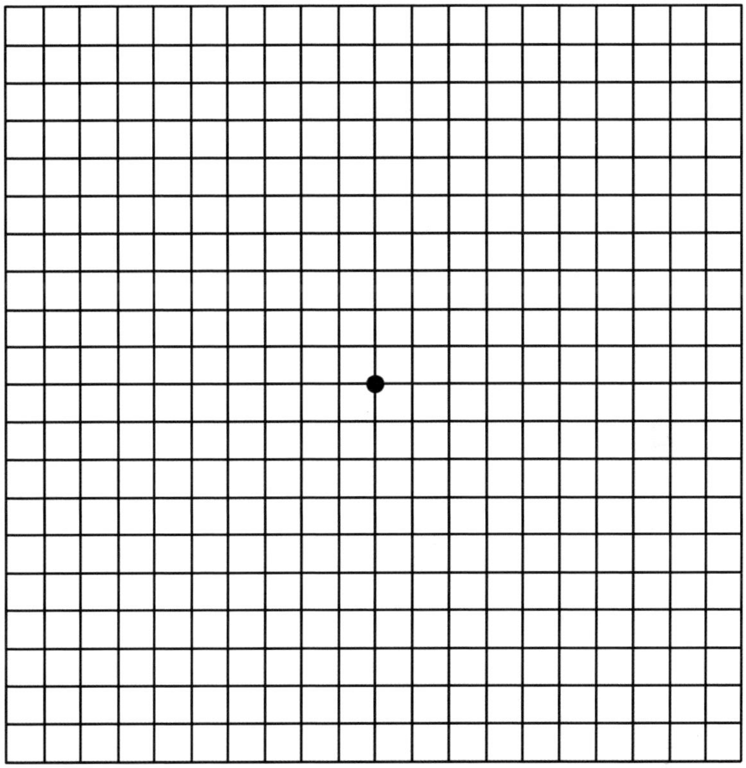

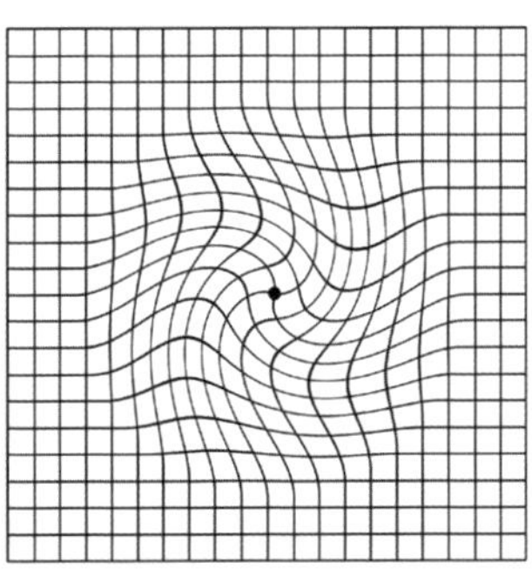

Schauen Sie bitte auf den schwarzen Punkt in der Mitte des Amsler-Gitters. Sind alle Linien gerade? Wunderbar. Sehen Sie einige Linien wellig? Gehen Sie bitte sofort zum Augenarzt, damit dieser die Ursache dafür klären kann. Möglicherweise liegt ein feuchte Makula-Degeneration vor.

Tibetisches Rad

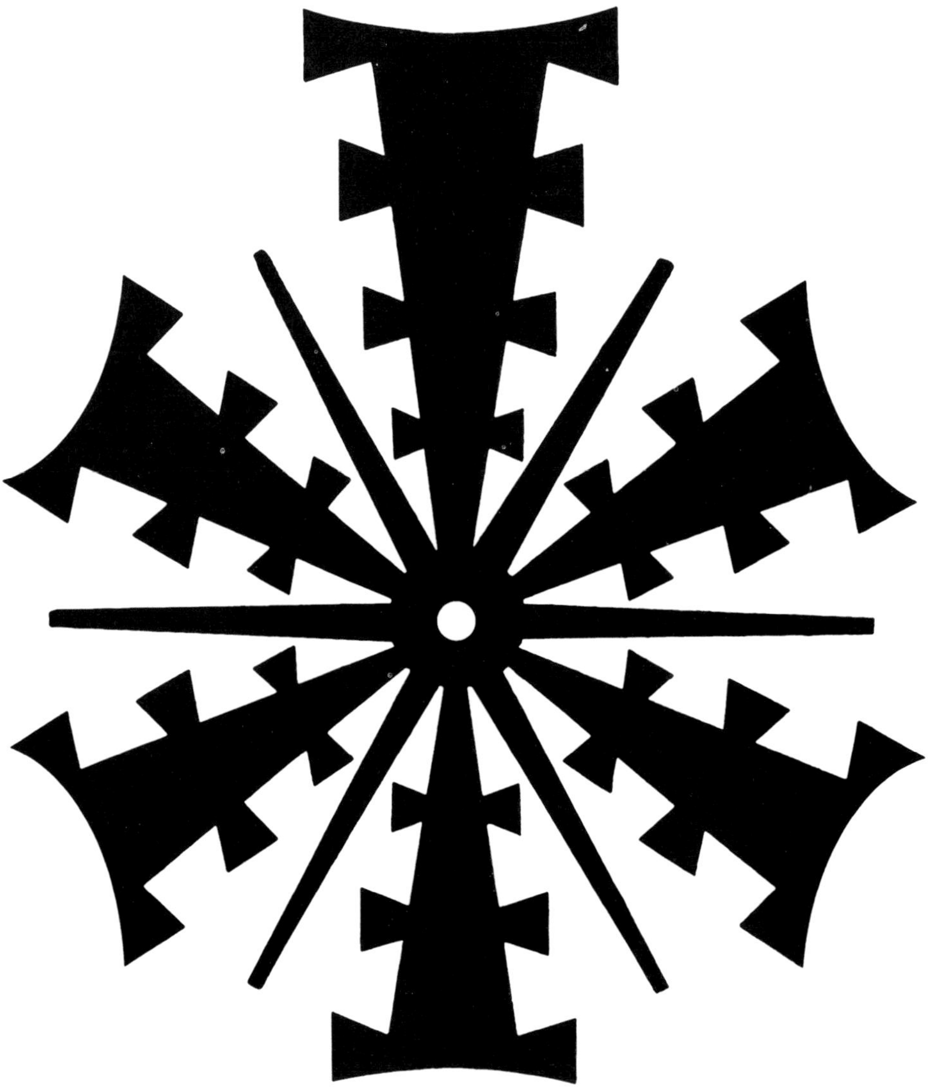

Glossar

Amblyopie oder Schwachsichtigkeit ist eine permanente Seh-Schwäche eines oder seltener beider Augen, die auf einer Fehlentwicklung des Seh-Systems während der Kindheit beruht.

Amsler-Gitter wird zur Früherkennung von Augen-Erkrankungen wie der altersbedingten feuchten Makula-Degeneration durchgeführt.

Anamnese ist die im ärztlichen Gespräch ermittelte Vorgeschichte eines Patienten in Bezug auf seine aktuelle Erkrankung.

Anisometrie bedeutet Ungleichsichtigkeit. Die Augen haben unterschiedliche Brechkraft. Die Erkrankung ist meist angeboren und trifft vor allem Kinder.

Astigmatismus bedeutet Stabsichtigkeit oder auch Hornhaut-Verkrümmung.

Biochemie nach Dr. Schüßler Dabei handelt es sich um alternativ-medizinische Präparate von Mineralsalzen in homöopathischen Dosierungen, die gegen Störungen im

Mineral-Haushalt der Körper-Zellen eingesetzt werden, um Krankheiten vorzubeugen und sie zu heilen.

Chalazion oder auch Hagel-Korn ist eine Entzündung am Augen-Lidrand, deren Ursache meist eine Verstopfung des Drüsen-Ausführungsganges ist.

Glaskörper Dabei handelt es sich um eine gallertartige Flüssigkeit im Augapfel zwischen Linse und Netzhaut. Er besteht überwiegend aus Wasser.

Hordeolum oder auch Gersten-Korn. Eine der häufigsten entzündlichen Lid-Erkrankungen, bei der sich ein schmerzhafter Knoten am Lidrand bildet. Diese Krankheit tritt in jedem Alter auf.

Hyperopie Weitsichtigkeit

Konjunktivitis oder Bindehaut-Entzündung. Sie zeigt sich vor allem durch folgende Symptome: rote Augen, Bindehaut-Schwellung, Brennen oder Jucken, Licht-Empfindlichkeit, verstärkter Tränenfluss in wechselndem Ausmaß, ausgelöst durch Bakterien, Viren, Pilze oder Parasiten.

Kurzsichtigkeit, funktionale entsteht aus naturheilkundlicher Sicht dadurch, wenn die Augen zu stark im Nah-Bereich unter einem halben Meter beansprucht werden, zum Beispiel durch Lesen oder Arbeiten am Computer.

Kurzsichtigkeit, strukturelle Es wird davon ausgegangen, dass diese Form der Kurzsichtigkeit durch eine genetische Veranlagung ausgelöst wird.

Neo-Vaskularisation Der Begriff bezeichnet den Vorgang der übermäßigen oder unkontrollierten Gefäß-Neubildung beziehungsweise Gefäß-Wucherung.

Orbita knöcherne Augen-Höhle

Presbyopie oder Altersichtigkeit, bei der langsam und altersmäßig bedingt die Elastizität der Linse abnimmt. Der Mensch wird mit der Zeit weitsichtiger, und das Lesen fällt zunehmend schwerer.

Prostaglandine sind die Schmerz-, Entzündungs- und Fieber-Botenstoffe des Körpers. Werden keine Protaglandine mehr gebildet, lassen die Schmerzen und auch Entzündungen nach.

Retina Netzhaut

Skotom (griech. von skotos Dunkelheit). Darunter versteht man in der Augen-Heilkunde einen Teilbereich des Gesichts-Feldes, für den eine herabgesetzte Sensibilität besteht. Bei vollständigem Sensibilitäts-Verlust (Erblindung) für diesen Teilbereich spricht man von einem absoluten, bei nur teilweisem Sensibilitäts-Verlust von einem relativen Skotom.

TCM ist die gängige Abkürzung für Traditionelle Chinesische Medizin. Dabei handelt es sich um die Heilkunst, die in China vor über 2000 Jahren begründet und über die Jahrhunderte hinweg weiterentwickelt wurde. Zu den Verfahren zählen neben der Verwendung bestimmter Arzneien die Akupunktur, Moxibustation (Erwärmung von Akupunktur-Punkten), Massage, Ernährung und Bewegungs-Übungen wie Qi Gong und Tai Chi.

Visus-Test Seh-Test

Vitrektomie vollständige oder teilweise operative Entfernung des Glaskörpers, um die Seh-Kraft zu erhalten oder zu verbessern.

Literaturverzeichnis

Akupunktur:

Toshikatsu Yamamoto:
YNSA, neue Schädelakupunktur, 2005 Kötzting

R.S. Vogel-Köhler:
Ohrakupunktur in der Augenheilkunde

Karl-Uwe Marx:
Komplementäre Augenheilkunde, 2006, Stuttgart

Agnes Fatrai, Stefan Uhrig:
Chinesische Medizin in der Augenheilkunde, 1. Auflage 2005, München

Homöopathie:

Georgos Vithoulkas:
Die Praxis homöopathischen Heilens, 6. Auflage, 2005 Göttingen

A.M. Zimmermann:
Homöotherapie der Augenkrankheiten, 3.Auflage 2001, Stuttgart

Mario Campana:
Innere Ursachen von Krankheiten, Band 1 und 2, 2003, Lensahn

Thomas Feichtinger, Elisabeth Mandl, Susana Niedan-Feichtinger:
Handbuch der Biochemie nach Dr. Schüßler, 4. Auflage, 2006, Stuttgart

Bachblüten-Therapie:

Edward Bach:
Blumen, die durch die Seele heilen, 9. Auflage 1987, München

Edward Bach:
Gesammelte Werke, 5. Auflage, 2003, Grafing

Dr. med. Götz Blome:
Das neue Bach-Blüten Buch, 19. Auflage, 2004, Kirchzarten bei Freiburg

Dietmar Krämer:
Neue Therapien mit Bach-Blüten, Band 1 bis 3, 13. Auflage 2003, München

Augentraining:

Martin Brofmann:
Eine neue Art zu sehen, 1. Auflage 1994, Duisburg

Harry Benjamin:
Ohne Brille bis ins hohe Alter, 2003, Augsburg

Jacob Libermann:
Natürliche Gesundheit für die Augen, 1. Auflage 1997, München

Aldous Huxley:
Die Kunst des Sehens, 1982, München

Gesunde Ernährung:

Dr. Norman Walker:
Täglich frische Salate erhalten Ihre Gesundheit, 1991, Ritterhude

Dr. Norman Walker:
Strahlende Gesundheit, 1991, Ritterhude

Dr. Norman Walker:
Frische Frucht- und Gemüsesäfte, 1991 Ritterhude

Franz Konz:
Der große Gesundheits-Konz, 7. Auflage 2003, München

Psychologische Themen:

Richard Bandler, John Grinder:
Therapie in Trance, 2. Auflage 1987, Stuttgart

Dr. John Diamond:
Die heilende Kraft der Emotionen, 9. Auflage 1995,
Freiburg i.Br.

Andreas Winter:
Heilen ohne Medikamente, 1. Auflage 2007, Murnau

Register

A

C

D

E

F

G

O

P

R

S

T

U

Z

Augentherapie degenerativer Augenkrankheiten mit System

(Makuladegeneration, Glaukom, Optikusatrophie, diabetische Retinopathie)

Augen-Regenerations-Therapie

Therapeutenausbildung

Augen-Training

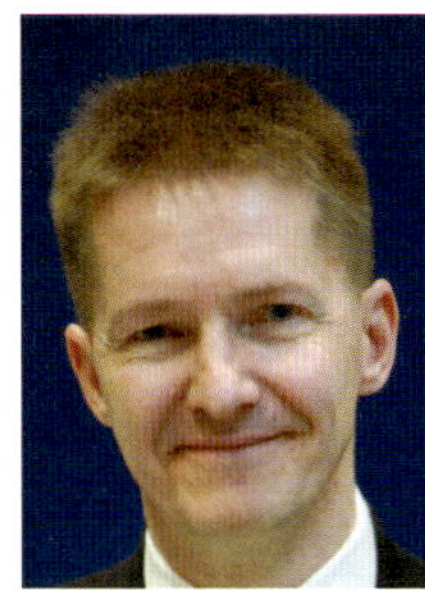

Andreas Nieswandt
Heilpraktiker
Entwickler der ART
(Augen-Regenerations-Therapie)
Cannstatter Str. 5
40593 Düsseldorf
Telefon: 0211 – 586 14 77
www.praxis-nieswandt.de
www.art-therapie.de
email: info@praxis-nieswandt.de

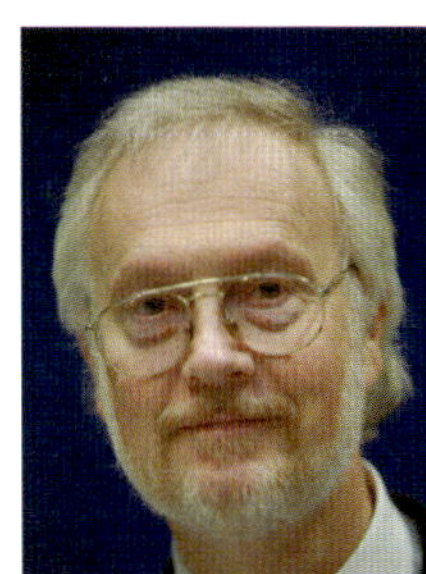

Klaus Kleiber
Heilpraktiker
Kamenzer Damm 66
12249 Berlin
Telefon: 030 – 922 539 50
Email: Heilpraktiker-Kleiber@t-online.de

Bitte geben Sie bei Ihrem Schriftverkehr Ihre Telefon-Nummer an.

Ein völlig neues Konzept zum Verstehen der Homöopathie!

Die Autorinnen Birgit Zart und Heike Wischer greifen in diesem Buch die bewährte Tradition der Laienhomöopathie wieder auf und präsentieren sie in aktueller Überarbeitung. Dieses Standardwerk bietet überschaubar und fundiert einen hervorragenden Einstieg für jeden, der sich näher mit der Homöopathie befassen und sie für den Hausgebrauch nutzen möchte.
Der übersichtlich gegliederte Ratgeber macht nicht nur Mut zur Selbsthilfe, sondern bietet darüber hinaus eine rasche, systematische und sichere Orientierung bei der homöopathischen Heilbehandlung von Erkältungskrankheiten und vermeidet dabei stets den erhobenen Zeigefinger.

Birgit Zart - Heike Wischer

Die homöopathische *APONEO* Hausapotheke

Band 1: Erkältungskrankheiten

201 Seiten, broschiert € 16,95 [D]
ISBN: 978-3981174205

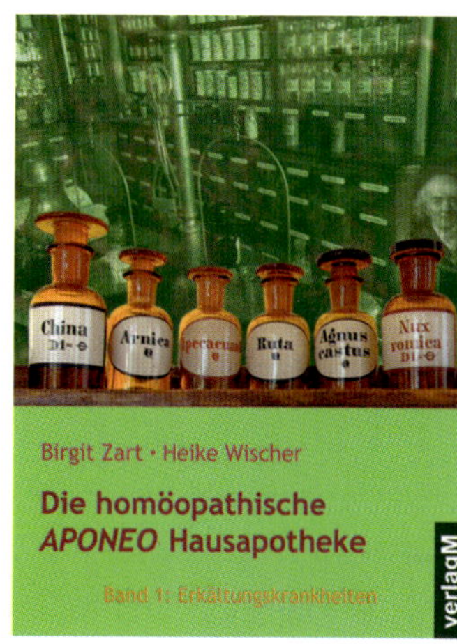

verlagM
Birgit Zart und Heike Wischer
Alte Gärtnerei 1
14669 Ketzin, OT Tremmen
Tel. 033233 - 30140
E-Mail: info@verlagM.de
www.verlagM.de

W0199976